Marcelo Javier Bourgeois

Epistemologías Críticas, Praxis Transdisciplinaria, Diálogo de Saberes

Marcelo Javier Bourgeois

Epistemologías Críticas, Praxis Transdisciplinaria, Diálogo de Saberes

Implicancias en el campo de la Salud Colectiva

Editorial Académica Española

Imprint
Any brand names and product names mentioned in this book are subject to trademark, brand or patent protection and are trademarks or registered trademarks of their respective holders. The use of brand names, product names, common names, trade names, product descriptions etc. even without a particular marking in this work is in no way to be construed to mean that such names may be regarded as unrestricted in respect of trademark and brand protection legislation and could thus be used by anyone.

Cover image: www.ingimage.com

Publisher:
Editorial Académica Española
is a trademark of
Dodo Books Indian Ocean Ltd. and OmniScriptum S.R.L publishing group

120 High Road, East Finchley, London, N2 9ED, United Kingdom
Str. Armeneasca 28/1, office 1, Chisinau MD-2012, Republic of Moldova, Europe
Managing Directors: Ieva Konstantinova, Victoria Ursu
info@omniscriptum.com

Printed at: see last page
ISBN: 978-620-0-02481-7

EPISTEMOLOGÍAS CRÍTICAS, PRAXIS TRANSDISCIPLINARIA Y DIÁLOGO DE SABERES Y VIVIRES INTERCULTURAL E INTERCIENTÍFICO

Implicancias en el campo de la Salud Colectiva

Marcelo Javier Bourgeois

A Vicente y Pilar.

A mis viejos

ÍNDICE

¿Cuál es el problema desde cada punto de vista?

¿Qué se debe hacer sobre este problema desde cada punto de vista?

¿Qué podemos hacer juntos?

Mohan Dutta

I. INTRODUCCIÓN

En estos tiempos que corren, las llamadas ciencias occidentales –naturales y sociales- representan, de manera dual y contradictoria, el agotamiento de un modelo de desarrollo capitalista globalizado y la esperanza para hallar soluciones a la crisis de sustentabilidad que pone en riesgo toda forma de vida en este planeta. Es pertinente, entonces, buscar nuevas respuestas, más allá de las opciones críticas y renovadoras al interior de las ciencias, para plantear alternativas reales por fuera de su hegemonía epistemológica y ontológica.

Pensar, sentir y actuar desde un enfoque transdisciplinario significa considerar que las valoraciones socioculturales que dan sentido al conocimiento científico se encarnan en los diversos 'mundos vitales' de sentido compartidos por diferentes grupos de sujetos sociales. Este principio fundamental, impone un límite epistémico/ontológico/ético a la pretensión del conocimiento científico occidental moderno por imponer sus propios valores e interpretaciones sobre estos mundos vitales corporizados y territorializados colectivamente.

El presente libro intenta reflexionar sobre las epistemologías críticas, la praxis transdisciplinaria y el diálogo de saberes y vivires intercultural e intercientífico como procesos centrales y necesarios en la construcción de la *justicia cognitiva* y de la *justicia sanitaria* de las comunidades territorializadas. El concepto de justicia cognitiva está referido a situaciones de desigualdad, discriminación o exclusión epistémica y social producidas por un modelo cognitivo hegemónico global que limita, invisibiliza y priva de reconocimiento y validez a diferentes formas de saber De Sousa Santos, (2007). Mientras que hablamos de justicia sanitaria cuando aludimos a las situaciones en la que los ciudadanos a través de la acción colectiva y la movilización buscan el reconocimiento como enfermos o no a los derechos inalienables de la salud y las respuestas públicas a dichas demandas (Nunes, 2009).

Esto supone, desde la mirada académica, entender, compartir y respetar los conceptos, las lógicas, las visiones, percepciones y los valores donde se desarrolla la práctica social, a fin de promover estrategias y acciones conjuntas que permitan la generación de nuevos conocimientos, compartiendo e intercambiando saberes, sentires y prácticas contemplados en la vida cotidiana de las comunidades (representadas en los tres ámbitos: material, social y espiritual), de manera teórico-práctico, y creando nuevas inquietudes, problemáticas, respuestas, demandas, resistencias e iniciativas locales, referidas, en especial, al campo de la Salud Colectiva.

Se trata, entonces, de aproximaciones que invitan a pensar los problemas al interior de este campo de disputa desde otras perspectivas a las tradicionalmente planteadas por las ciencias dominantes, a partir de las cuales se pueden dar lecturas y soluciones alternativas. En este sentido, retomamos los aportes críticos de la perspectiva decolonial en torno a la matriz moderna/colonial impuesta y a los conceptos de *patrón de poder*, *colonialidad global y monocultura del saber* como formas de problematizar la geopolítica del conocimiento univerzalido en la que reina una hegemonía epistémica y un *pensamiento abismal*. Esto es, un pensamiento que opera a través de la definición unilateral de líneas radicales que dividen las experiencias, los actores y los saberes sociales entre los que son visibles, inteligibles o útiles y los que son invisibles, ininteligibles o peligrosos, de manera que la realidad social queda dividida en dos universos: uno que existe y otro que no (De Souza Santos, 2010).

Una descolonización que atraviese no solo el habla, sino los imaginarios, los cuerpos y las múltiples formas de actuar, del vivir y de ser como una amalgama hibrida, polisémica y fronteriza de prácticas sociales de lucha y creación colectiva. Estas voces interpelan lo monolítico social, mercantil y estatal para evocar la necesidad de comprender les sujetes sociales desde una diversidad de experiencias particulares y concretas, fronterizas y marginales, tentativas y cambiantes.

Por tal motivo, el trabajo expuesto en el libro intenta indagar críticamente acerca de los límites de la producción científica del conocimiento social, entendido como construcción sociohistórica hegemónica, institucionalizada y legitimada. Un dispositivo de poder, de restricción y de control instaurado por el sistema moderno-colonial que opera sobre la propia investigación social naturalizada–en términos de teorías, conceptos, métodos, disciplinas, mirada experta y relación sujeto-objeto (Alvarado, 2020)-, y sobre toda forma de saber, practica y sentir ajena y alternativa al campo de las ciencias, en general, y de la salud, en particular. Como bien interroga la epistemóloga crítica Vasilachis de Gialdino (2018):

"¿estamos conociendo o estamos sometiendo a otros/as si impedimos, restringimos la posibilidad de que, con sus expresiones, estos, emisiones, silencios, cuestionen los presupuestos epistemológicos, teóricos, metodológicos mediante los cales intentamos conocer y conocerlos?" (p. 28)

En procura de responder esta pregunta, entrelazamos, a lo largo de los capítulos, los planteos, por un lado, de las *Epistemologías del Sur* sostenedoras de la idea central acerca de que la comprensión del mundo es mucho más amplia que la comprensión occidental del mundo y que la emancipación social debe ser repensada con la misma amplitud (Meneses, 2018).

Por otro lado, la propuesta conceptual de la llamada *Epistemología del Sujeto Conocido* que establece como condición a la producción del saber científico social la no objetivación de los sujetos y su reconocimiento como sujetos ontológicos en términos de igualdad y de diferencia (Vasilachis de Gialdino, 2006, 2009 y 2018).

Para ello, reivindicamos la *reflexividad* consciente del investigador en el proceso y situación de la investigación social (Piovani y Muñiz Terra, 2018), y el *pluralismo cognitivo y metodológico* (Verd y López, 2008 y Piovani, 2018), como mediadores de desplazamientos y rupturas epistemológicas, éticas y políticas que posibiliten la apertura y consolidación de estrategias alternativas de producción de un conocimiento otro. En ese camino, la aproximación a la *Investigación Acción Participativa* (Fals Borda, 1986 y 1987), se manifiesta como una experiencia geohistórica, social, política y cultural efectiva. Lo anterior, nos conecta necesariamente con la praxis transdisciplinaria y el diálogo intercultural e intercientífico entre saberes y vivires, como instancias radicales, de resistencias y transformaciones, que instauran otras maneras de pensar, sentir y actuar en coproducción entre el mundo académico y las diversas territorialidades socioculturales y ecológicas (Delgado, 2012). Estas maneras innovadores se articulan con las miradas contrahegemónicas en el campo de la *Salud Colectiva* que interpelen y avancen más allá del paradigma positivista convencional y del Modelo Médico Hegemónico institucionalizado.

En este sentido, ofrecemos en la parte final del libro un estudio de caso referido a *las Estrategias de agenciamiento de los inmigrantes bolivianos cochabambinos en el barrio La Favela, La Plata, Argentina, durante el 2022*

La idea primigenia que nos guía, como propósito de máxima, es intentar romper con las seguridades ontológicas jerárquicas en que hemos sido (des)formados/as, evitando la violencia epistémica y en pos de una descolonización epistémica y metodológica ineludible para repensar una ciencia y un campo de la Salud Colectiva emancipadora.

II. PATRÓN DE PODER, COLONIALIDAD GLOBAL Y MONOCULTURAS DEL SABER

1. Patrón de Poder

Partimos por considerar el poder no como una propiedad que una clase ha conquistado, sino el efecto de conjunto de sus posiciones estratégicas y sus relaciones. El ejercicio del poder implica, por tanto, un entramado de partes que se ponen en juego en una relación a través de estrategias mediante las cuales los individuos intentan conducir la conducta de los otros (Foucault, 1978, 1982 y Bourdieu 2001).

El poder produce. Produce realidad, produce verdad. Es la capacidad de accionar sobre otras acciones. Acciones presentes o futuras, eventuales o actuales, siempre acción sobre acciones posibles. Como señala Michel Foucault (1988):

> "El poder incita, induce, seduce, facilita o dificulta; amplía o limita, vuelve más o menos probable; de manera extrema, constriñe o prohíbe de modo absoluto; con todo, siempre es una manera de actuar sobre un sujeto actuante o sobre sujetos actuantes, en tanto que actúan o son susceptibles de actuar." (pág. 15).

Por lo tanto, ubicar la naturaleza social del poder requiere explicar la producción de individuos o de sujetos en el marco de un patrón de poder, es decir, la producción de subjetividad (Guattari, 1996). El poder funciona y se ejerce a través de una organización reticular en la que todos los individuos somos efectos del poder y al mismo tiempo un elemento de composición del mismo (Fernández, 2007).

En este marco, el llamado Patrón de Poder actual, comienza a formarse con la llegada del Imperio español al continente americano en 1492 (Quijano, 2003), hasta eregirse en un modelo de Sistema Mundo (Wallerstein, 2005), entramado fundamentalmente por tres subsistemas de opresión que impactan en la vida de la totalidad de la población mundial: 1. la colonialidad, 2. el capitalismo y 3. el patriarcado.

De este modo, se constituye un Sistema Mundo Capitalista, Colonial y Patriarcal (SMCCP)[1], que, desde la década del setenta del siglo pasado, se encuentra en su fase neoliberal (Murillo, 2015), configurándose como una Institución Social unipresente y universal (Castoriadis, 2003), que en la actualidad se constituyé en un orden mundial que cubre y articula todo el planeta. (Castro-Gómez y Grosfoguel, 2007; Quijano, 2011).

El SMCCP se estructura de manera heterárquica[2] que engloba y excede a cada uno de los subsistemas de opresión dado que establece una red de relaciones de poder imposible de pensar separado. La multiplicidad heterárquica supone, entre otras (Grosfoguel, 2007; Meneses, 2018; Rodó-Zárate, 2021):

a) el dominio del capital sobre las distitas formas de trabajo;
b) la división internacional del trabajo entre centros y periferias;
c) el sistema ínter-estatal global de organizaciones e instituciones político-militares;
d) la blanquitud como dominio etno/racial global;
e) el género masculino sobre el femenino;
f) la heterosexualidad como norma;

---

1 Sintetizamos el concepto formulado por Grosfoguel referido al "Sistema Mundo Colonial, Moderno, Capitalista, Patriarcal y Euro-norteamericano", con el que busca plasmar todas las jerarquías enunciadas como las grandes ordenadores de poder desde los que pueden ser leídas. A su vez, es necesario explicitar que el orden de la enunciación de estos sistemas de opresión no establece una jerarquía entre uno y otro. Ver Grosfoguel, R. (2007). *Implicancias de las alteridades epistémicas en la redefinición del capitalismo global: transmodernidad, pensamiento fronterizo y colonialidad global.* Ed. Nueva Visión, Buenos Aires. Grosfoguel, R. (2007). "Del "extractivismo económico" al "extractivismo epistémico" y "extractivismo ontológico". Una forma destructiva de conocer, ser y estar en el mundo". *Tabula Rasa: revista de humanidades.* No 24.

2 Hablar de heterarquía así como desde una perspectiva interseccional implica que la red de relaciones enredada de poder que se establece deja de lado discusiones estériles sobre cuál es el peor sistema de opresión, y pone el foco sobre el efecto multiplicador que se produce en el entramado de los mismos. Ver Rodó-Zárate, M. (2021). *Interseccionalidad, desigualdades, lugares y emociones*. Nueva Visión. Buenos Aires.

g) la religión católica/cristiana sobre el reto de las espiritualidades;
h) la epistémica eurocéntrica occidental a nivel del conocimiento;
i) las lenguas europeas en la producción de conocimientos y en la comunicación;
j) la etaria/ adulta en edad productiva por sobre las niñeces, adolescencias y vejeces;
k) la capacidad de las personas por encima de las discapacidades invisibilizadas.

Este modo de concebir las relaciones anteriores, no cómo elementos aditivos a las estructuras económicas y políticas del sistema capitalista, sino como parte integral y constitutiva del amplio paquete de relaciones enredadas de poder, permite ir más allá de las teorías jerárquicas que priorizan los análisis de algún sistema de opresión por sobre otros (Rodó-Zárate, 2021). Así, se problematiza la mirada economicista que tiende a encubir y a reducir estas relaciones de poder múltiples implicadas en el SMCCP (Bourdieu, 2001; Grosfoguel, 2007).

No obstante esto, la preeminencia de este Patrón de Poder no implica que la heterogeneidad histórico-estructural haya sido erradicada, ni que los movimientos del conjunto sean unilineales ni unidireccionales. Por el contrario, están en juego heterogéneas y conflictivas lógicas en una trama común que los urde en una totalidad conjunta. En la cual, las resistencias, las transformaciones, las líneas de fuga y los procesos de cambio social ocupan un lugar importante y en tensión permanente con las relaciones de poder en juego (Martínez González, Bonilyn Páez y Salcedo, 2010).

Como todo patrón de poder, el SMCCP no tiene ya determinadas sus relaciones por fuera de un tiempo histórico y un espacio geográfico. Por el contrario, las relciones de poder del sistema se van configurando conforme las historias y las geografías se sucedan, consoliden y cambien. En este sentido, concebimos el cambio social, como la causa/efecto de la articulación estructural entre elementos históricamente heterogéneos, provenientes de espacios y tiempos específicos, distantes y conflictivos entre sí, en disputa permanentemente con la trama de las relaciones de poder que se establece al interior de la Institución Social del presente (Quijano, 2000).

El SMCCP produce subjetividad[3] a nivel global. Esto es, produce individuos articulados unos con otros según sistemas jerárquicos, de valores y de sumisión. Produce subjetividad colectiva e inconsciente, porque las mutaciones en la subjetividad generan maneras de percibir el mundo, de vincularse con el orden social, de soportar las fuerzas productivas, de vincularse con los otros cercanos o lejanos, de soñar, de hacer síntoma.

En síntesis, el patrón de poder actual produce una modelización de los comportamientos, la sensibilidad, la percepción, la memoria, las relaciones sociales, las relaciones sexuales, los fantasmas imaginarios. Modela modos de vivir, pensar, sentir en y sobre el sistema mundo que habitamos. (Guattari, 1996; Guattari y Rolnik, 2006).

2. Colonialidad Global

El concepto de *colonialidad global*, refiere al proceso histórico iniciado con el fin de la Guerra Fría en el s. XX hasta hoy que reemplazo la etapa del colonialismo de la modernidad (Quijano, 2000). caracterizado por el extermino sistemático e institucionalizado de toda forma de vida desplegado por el SMCCP.

De allí, que resulta imprescindible buscar nuevas alternativas reales por fuera de la hegemonía epistémica, política, ética y ecológica. Nuevas voces que emergen de diferentes partes del mundo, en especial del llamado *Sur Global*[4], -referido a los países

---

[3] El concepto producción de subjetividad de Guattari se articula con la producción de individuos sociales. Ver Castoriadis, C. (2003). *La institución imaginaria de la sociedad. Volumen II: El imaginarios social y la institución.* FCE, México. Por su parte, Mivhel Foucault se refiere a fabricación de sujetos o de un modo histórico de subjetivación. Ver Foucault, M. (1976). *Genealogía del racismo*, FCE, México. Foucault, M. (1982). *Herméneutica del sujeto*. FCE. México. Foucault, M. (1988). *El Sujeto y el Poder.* Escuela de Filosofía Universidad ARCIS, México.

[4] Sur Global es un término utilizado en estudios poscoloniales que puede referirse tanto al Tercer Mundo como al conjunto de países en vías de desarrollo y a las regiones más pobres (en general al sur) de países

que tienen una historia interconectada de capitalismo, colonialismo y racialidad estructurada[5]-, y desde una mirada *decolonial,* en procura de un diálogo de saberes entre conocimientos científicos establecidos y emergentes y las múltiples formas de saberes vitales, históricamente subalternizados[6] por el orden capitalista colonial, como condición necesaria a la salida de la crisis sistémica actual.

Desde la perspectiva decolonial, el capitalismo actual continua con las estructuras que generan jerarquías epistémicas, espirituales, raciales/étnicas y de géneros/sexualidades desplegadas por la modernidad desde el siglo XVI. De allí, la necesidad de una decolonialidad que complemente la descolonización.

Según Walter Mignolo (2008), la matriz colonial de poder fue construida en el proceso de conquista y colonización y en el momento de organizar el control político y económico de las colonias. Dicha matriz colonial ya estaba funcionando en Europa a través de cuatro niveles de control:

1. La economía (explotación de tierras y explotación del trabajo).
2. La autoridad (formas de gobierno).
3. El género y la sexualidad (heterosexualidad como norma y del modelo de la familia cristiana/victoriana).

---

ricos (del norte). Ver Lander, E. (2020). *La Colonialidad del Saber: Eurocentrismo y Ciencias Sociales. Perspectivas Latinoamericanas*. CLACSO, Buenos Aires.

[5] Según Frantz Fanon, la división social en el mundo colonial no seguía las coordenadas de las clases, sino de las razas; era la pertenencia racial la que determinaba la posición de los sujetos en la jerarquía del sistema económico mundial. Fanon ponía en evidencia la importancia de las representaciones en el proceso social, esto es, la centralidad de la ideología y de las imágenes y estereotipos culturales ligados a la cuestión del racismo, para la definición de las relaciones entre los distintos grupos y para la construcción de identidades colectivas e individuales. Ver Fanon, F. (2009) *Piel negra, máscaras blancas*. Ed. Akal, Madrid.

[6] Una subjetividad negada "mientras el subalterno sea subalterno, no podrá hablar"; es un sujeto sin voz y no puede ser representado/a por nadie. Ver Spivak, G. (2003). "¿Puede hablar el subalterno?" en *Revista Colombiana de Antropología*, vol. 39.

4. El control del conocimiento y de la subjetividad (instituciones y las concepciones del mundo que contribuyen a formar subjetividades).

Estos cuatro niveles de control regulaban las formas de vida, sociedades y economías europeas y no europeas del mundo.

Esto conlleva un esfuerzo por superar, por un lado, la *colonialidad del poder*, es decir, los aspectos sistémicos, estructurales de la dominación, dimensiones constitutivas y constituyentes, conformadas por las instituciones y sus aparatos de control, que posibilitan la naturalización y universalización de los órdenes dominantes (Guerrero Arias, 2010). Por otro lado, la *colonialidad del saber eurocéntrica* junto con la colonialidad del poder, del ser y la de la naturaleza, conforman un eje estructurador de las relaciones sociales que han permitido el dominio de occidente sobre el resto del mundo. El concepto se refiere a racismos epistémicos que pretenden deslegitimar, negar e inviabilizar todo tipo de conocimiento (indígena, afro, chicana, femenina, etc.) que no se encuentre eurocentrado, describiéndolo como irracional, primitivo, incipiente y descalificado en cuanto al proyecto que se persigue (Quijano, 2000).

De este modo, el saber eurocéntrico promueve la violencia epistémica sobre los conocimientos y lenguas externos a los centros hegemónicos al ser ignorados o vistos como saberes regionales, a la vez que impone una colonialidad epistémica sustentada en la universalización de la razón y el imperio de la ciencia y la técnica: únicos discursos de verdad del mundo y la vida (Meneses y Bidaseca, 2018).

En el campo de la Salud Colectiva, la colonialidad del saber eurocéntrica ha adoptado diferentes estrategias de control normativo y deshumanización sobre determinados sujetos (locos, enfermos), que produce racionalidades políticas, clasificaciones e intervenciones institucionales, tales como entidades nosológicas, instrumentos de evaluación y formas de organización y administración protocolizadas (Martínez, 2013). A su vez, relega y menosprecia otros conocimientos y prácticas de salud adscriptas a la cultura de los grupos subalternos, "medicina invisible" (Martínez y González Chévez, 2010).

El proceso de deshumanización permitió legitimar la razón instrumental eurocéntrica por vía del derecho, la educación y la ciencia. Ello resulta claro en las intervenciones de la medicina y la psiquiatría positivista y la violencia ejercida por las instituciones estales (Nunes y Siqueira, 2016).

De esta manera, la Salud es reducida a un objeto mórbido, inerte, previsible y negador de la vida -dinámica, impredecible, diversa y compleja-, cuyas divisiones disciplinarias decimonónicas resultan insostenibles frente a los problemas de la salud, como entrelazamiento del sistema natural, humano y artificial.

Bajo estas circunstancias, operan dispositivos de control institucionalizados sobre el conocimiento a través de líneas de exclusión e invisibilidad. Ello refiere al llamado *pensamiento abismal* según la expresión utilizada por De Sousa Santos (2008), que establece una tajante separación entre un *conocimiento de regulación* y un *conocimiento de emancipación.* El primero domina, por lo cual "para reinventar la emancipación social quizás nos obligue a repensar toda la cuestión del conocimiento" (p.103).

Para este autor la epistemología occidental dominante fue construida a partir de las necesidades de la dominación capitalista y colonial y se asienta en un "pensamiento abismal". Este pensamiento opera por la definición unilateral de líneas radicales que dividen las experiencias, los actores y los saberes sociales entre los que son visibles, inteligibles o útiles y los que son invisibles, ininteligibles o peligrosos, de manera que la realidad social queda dividida en dos universos: uno que existe y otro que no (De Souza Santos, 2010).

Esta es la situación de la universidad actual y la investigación académica deslegitimadoras de otras cosmogonías consideradas míticas, exóticas y pre-científicas (Lander, 2000 y Guerrero Arias, 2010) o negadoras del conocimiento indígena. Como bien señala la investigadora indígena Tuhiwai Smith (2007):

"La investigación científica es uno de los vehículos mediante los cuales se regulan y tienen efectos los códigos subyacentes del imperialismo y el colonialismo (…) Se lleva a cabo mediante las representaciones y construcciones sobre el Otro realizadas en los trabajos académicos y los principios que asisten para seleccionar y recontextualiza dichas construcciones en espacios como los medios de comunicación, las historias oficiales y el currículo escolar" (p.28).

Los mecanismos que reproducen la condición periférica y dependiente de los campos académicos del "Sur" son múltiples. Se configuran desde la más evidente importación acrítica de teorías y conceptos, hasta la asignación de fondos económicos e inversiones, pasando por el cuasi–monopolio de medios de difusión y educación tecnológica. De este modo, la división internacional del trabajo intelectual que asigna la producción teórica al "Norte" y el trabajo empírico al "Sur" es crucial para reproducir las relaciones de dependencia académica (Álvarez Ruiz, 2019).

En definitiva, la matriz colonial del poder (Mignolo, 2008) y el monoculturalismo de las instituciones occidentales europeas del conocimiento (Tuhiwai Smith, 2016), producen un sinnúmero de silencios y despojos innombrables en las múltiples historias, partículas y colectivas, locales y globales, que provocan un efecto corpóreo/territorial disciplinador y desbastador en las existencias invisibles e inaudibles (Bidaseca, 2017 y 2018). Así, lo expresan De Souza Santos y Meneses (2010):

"Insistir en marcos teóricos antiguos, de raíz colonial, para entender las realidades actuales en el mundo no produce cambios radicales en el ámbito científico. El empobrecimiento creciente de las ciencias sociales se deriva de esta carencia de ideas, de la erosión de la creatividad y de la ausencia de un debate con otros saberes y experiencias. No tanto la pobreza como el hecho de no conseguir dialogar más allá del marco monocultural forjado en la médula de la relación colonial crea infertilidades, silencios, amnesias y olvidos. Y sobre la pobreza infértil no es posible construir diálogos interculturales" (pág. 13).

La historia de la violencia epistémica sobre las sociedades conquistadas genero una segmentación básica entre civilizados y salvajes/indígenas que otorgó estabilidad a todo el sistema colonial, convirtiendo a los autóctonos en objetos naturales sobre los que obligaba actuar a fin de introducirlos en la historia oficial y en el orden capitalista (Meneses, 2018). Síntesis de una civilización que fragmento la realidad, su conocimiento y su transformación (Cumes, 2012).

Las palabras del poeta Aimé Césaire (1978: 20) son contundentes en este sentido:

"Me hablan de progreso, de 'consecuciones', de enfermedades curadas, de niveles que se han superado a sí mismos. Yo hablo de sociedades vaciadas de sí mismas, de culturas pisoteadas, de instituciones minadas, de tierras confiscadas, de religiones confiscadas, de religiones asesinadas, de magnificencias artísticas aniquiladas, de posibilidades extraordinarias suprimidas. (...) Me hablan de civilización, pero yo hablo de proletarización y de mistificación" (pág. 20).

En esta línea, María Antonacci (2016), nos invita a una descolonización conceptual de la conciencia crítica frente a la asimilación inconsciente de nuestros marcos teóricos aprendidos y naturalizados y de la exploración de nuestros propios esquemas conceptuales nativos que reproducen y nos sujeta al mismo proceso de deshumanización del dominio "cisheteropatriarcal" (Ramos Tolosa, 2018) y las "monoculturas del saber" que generan ausencias (De Sousa Santos, 2009).

3. Monoculturas del saber

Para el sociólogo Bouventura De Sousa Santos (2008), las monoculturas del saber se manifiestan a traves de cinco formas:

1. La cultura del saber y del rigor, solo es válido el conocimiento científico.
2. Las clasificaciones sociales según razones naturales que justifican la inferioridad por clase, raza y género.
3. El tiempo lineal hacia delante.
4. La escala dominante: universal y global.
5. La productividad capitalista.

Por lo tanto, resulta necesario cuestionar el logocentrismo y el epistemocentrismo de la academia, como otra forma de ejercicio de la colonialidad del saber-poder bajo la imposición naturalizada de la superioridad de la escritura por sobre la riqueza de las sabidurías de las culturas orales (Guerrero Arias, 2010)

En este contexto, las ciencias en general, y las ciencias de la salud, en particular, se instituyen históricamente como parte del proceso relacionado con la expansión de la economía-mundo europea hasta su consolidación en un sistema mundo-global, y en consecuencia, impregno de eurocentrismo absoluto sus supuestos ontológicos y epistemológicos, su producción de verdad sobre lo social (Tapia, 2008) y su propia organización disciplinar (Prigorian y Bracamonte, 2017).

Las ciencias se presentan como monoculturales, es decir, que detrás de sus conceptos esta la cultura occidental (De Sousa Santos, 2007). De tal modo, que se constituyen como una de las instituciones centrales del *sistema moderno colonial*[7] (Lugones, 2008), con lo cual, sus producciones científicas distan de ser un ejercicio académico inocuo de desenvolvimiento de la verdad y de la validez del conocimiento. En este sentido, para Scribano (2008), la validez se valora según:

"La tradición en la cual se inscriben, asentimiento potencial de una comunidad científica determinada, condiciones sociales de su producción e intenciones generalizadoras de las interpretaciones" (p. 163)

La investigación científica es parte integral de la estructura política: es financiada por los Estados, corporaciones, organizaciones científicas y programas de desarrollo. Un marco monocultural neocolonial que redunda en infertilidades, silencios, amnesias y olvidos naturalizados e impiden construir espacios alternativos y diálogos interculturales (De Souza y Meneses, 2010). De allí, el intento por descolonizar las metodologías estandarizadas partiendo del contexto en el cual se conceptualiza y proyectan los problemas de investigación, y de las implicancias de la investigación para sus participantes y las comunidades de estos (Tuhiwai Smith, 2016).

En este marco, el conocimiento, lejos de ser una entidad o un sistema abstracto, constituye una forma de ser/estar en el mundo, relacionando saberes, experiencias y formas de vida dominantes y subalternas. De Sousa Santos (2007) propone una iniciativa epistemológica basada en la "ecología de saberes", la "traducción intercultural" y las artesanías de las

[7] Lugones lo define como sistema moderno-colonial de género dada la centralidad de esta categoría. Ver Bidaseca, K. (2017) "Cuerpos, acervos de la memoria humana: aportes del pensamiento feminista descolonial a las Ciencias Sociales" en Alvarado, S., Pineda Muñoz, J. y Correa Tello, K. (eds.). *Polifonías del Sur: desplazamientos y desafíos de las ciencias sociales*, CLACSO-CINDE, Buenos Aires.

prácticas con el objeto de evitar el "epistemicidio"[8] que hoy nos condena, pero que también, nos subleva.

"La ecología de saberes, la traducción intercultural y las artesanías de las prácticas se basan en el encuentro mutuo y del diálogo recíproco que sustenta la fertilización y la transformación reciprocas entre saberes, culturas y prácticas que luchan contra la opresión." (De Souza Santos, 2016, pág. 346).

Por lo tanto, la ecología de saberes se presenta como alternativa a la monoculturalidad del saber y del rigor que, según este autor, es el modo de producción de no-existencia más poderoso, ya que posiciona la ciencia moderna en único criterio de verdad. Así, lo que no está legitimado o reconocido por este criterio, es pronunciado como inexistente en forma de ignorancia. La misma se desprende del análisis expuesto sobre lo que él denomina la sociología de las ausencias que va ligada también a una sociología de las emergencias. Por su parte, la noción de traducción intercultural da cuenta del procedimiento que permite crear inteligibilidad entre las experiencias del mundo, tanto las disponibles como las posibles. Se trata de un procedimiento que no atribuye a ningún conjunto de experiencias ni el estatuto de totalidad exclusiva ni de parte homogénea (De Souza Santos, 2018).

El sociólogo estima, por tanto, la emergencia de un pensamiento posabismal, que partiendo de un sentido de "incompletud", reconoce la inagotable diversidad del mundo, convive con ella y entiende su valor como procesos centrales en la construcción de la *justicia cognitiva global*. Este concepto refiere a situaciones de desigualdad, discriminación o exclusión epistémica y social producidas por un modelo cognitivo hegemónico global que limita, invisibiliza y priva de reconocimiento y validez a diferentes formas de saber. En conclusión, la justicia cognitiva global es condición necesaria para una justicia epistémica y social global (De Souza Santos, 2007).

---

[8] En palabras del autor esto significa: "El epistemicidio es matar el saber y matar el conocimiento, es matar a los grupos sociales que usan ese conocimiento". Ver De Souza Santos, B. (2008). "Los desafíos de las ciencias sociales hoy" en Tapia, L. y De Sousa Santos, B. *Pensar el Estado y la sociedad: desafíos actuales*. CLACSO, Buenos Aires. pág.113.

4. EPISTEMOLOGÍAS CRÍTICAS

1. Epistemologías del Sur (ES)

Las llamadas *Epistemologías del Sur* (ES), se constituyen como campo de saberes y de prácticas vinculadas con las resistencias, las luchas y las creaciones sociales, en contra de las dominaciones y a favor de cambios contra-hegemónicos (De Souza Santos y Meneses, 2014). De Sousa Santos (2011) las define como:

"El reclamo de la validez de otros conocimientos, más allá del conocimiento científico eurocéntrico. Desde la perspectiva de los que han sufrido las injusticias del capitalismo, del colonialismo y del patriarcado" (p.15)

Como señalamos en el apartado anterior, las ES es sinónimo de una "ecología de saberes" que se presenta como alternativa a la monoculturalidad del saber y de la ciencia como único criterio de verdad que legitima lo existente e impone una sociología de las ausencias (De Sousa Santos, 2002).

El propósito de máxima de las ES es una refundación radical de la relación entre lo epistemológico, lo ontológico y lo ético-político, a partir de prácticas, experiencias y saberes, con el objeto de demostrar que la comprensión del mundo es mucho más amplia que la comprensión occidental del mundo y que la emancipación social debe ser repensada con la misma amplitud. Así, las ES se proponen valorar los múltiples conocimientos que emergen de las resistencias, las luchas y las creaciones sociales en contra de las dominaciones y a favor de alternancias contra-hegemónicas (De Souza Santos y Meneses, 2014).

Es necesario, pues, iniciar una descolonización conceptual, tanto, de la conciencia crítica frente a la asimilación inconsciente de nuestros marcos teóricos aprendidos y naturalizados, como de la exploración de nuestros propios esquemas conceptuales nativos (Antonacci, 2016). Esto conlleva el intento por explorar la diversidad epistémica desde abajo y desde la horizontalidad de los sujetos anónimos deshumanizados por el dominio cisheteropatriarcal (Ramos Tolosa, 2018), la monocultura del saber (De Souza Santos, 2002) y la visión unilineal del tiempo productivo y progresivo (Ramírez Gallegos, 2018), que empuja a los grupos sociales a procesos de marginalización, explotación y estigmatización socio/cultural/territorial.

En este contexto histórico, dichos procesos responden a las interconexiones de raza, género, clase, religión, nación, sintetizadas en la noción de *interseccionalidad*, reveladora de lo que no se ve cuando categorías como "clase", "género", "etnia", "nación" y "raza" se conceptualizan como separadas unas de otras. Nos señala lo que se pierde y lo que se oculta.

La interseccionalidad se refiere a los procesos –complejos, irreducibles, variados y variables–, que en cada situación cotidiana deriva en la interacción de factores sociales, económicos, políticos, culturales y simbólicos (Crenshaw, 1989) Esto significa, por ejemplo, que el término "mujer" en sí, no tiene sentido o tiene un sentido racial ya que la lógica categorial ha seleccionado un grupo dominante: mujeres burguesas blancas heterosexuales. Como lo manifiesta María Lugones (2008) "se ha escondido la brutalización, el abuso, la deshumanización que la colonialidad del género implica" (pág. 25) y que da cuenta de la imposición de un sistema basado en la heteronormatividad, el dimorfismo sexual y el patriarcado.

En este sentido, las investigaciones de Gayactri Spivak (2003), junto a los *Estudios Poscoloniales y Subalternos*[9], recupera la noción de "subalternidad"[10], pero no desde una definición monolítica asociada con una conciencia e identidad "estática" del sujeto, sino más bien, con una subjetividad bloqueada y condicionada por el exterior. Esto es, un sujeto sin voz y que no puede ser representado/a por nadie. Así, las mujeres no-blancas forman el primer lugar de la subalternidad dado que son violentadas desde los gestos, las prácticas cotidianas y el lenguaje a través de las marcas del cuerpo femenino y feminizado devenido en primer territorio de apropiación, uso, explotación y maltrato. Tanto la tierra como el cuerpo de la mujer son concebidos como *territorios sacrificables*.

A partir de ese paralelismo entre tierra y cuerpo, los movimientos feministas (populares y comunitarios, ecológicos, afroamericanos), y no reconocidos como tales de forma explícita han construido un nuevo imaginario político y de lucha que se centra en el cuerpo de las mujeres como primer territorio a defender. La recuperación del territorio-cuerpo como un primer paso indisociable de la defensa del territorio-tierra. Una reinterpretación en la que el concepto de soberanía y autodeterminación de los territorios se amplía y se vincula con los cuerpos femeninos y feminizados. Cuerpos que además de sufrir las

---

[9] Los Estudios Poscoloniales y Subalternos surgen a partir de desarrollos teóricos producidos por intelectuales de las antiguas colonias inglesas y francesas que se independizaron políticamente en el siglo XX. Entre les autores más conocidos encontramos a: Gayatri Spivak, Ranajit Guha, Homi Bhahba, Mahmood Mandani, Oyenka Owomoyela, Mbembe y Edward Said. Ver Bidaseca, K. (2007), "Cuerpos acervos de la memoria. Aportes del Pensamiento Feminista Descolonial a las Ciencias Sociales" en VV.AA. *Polifonías del sur desplazamientos y desafíos de las ciencias sociales*. Lugar Ed, Bogotá y Buenos Aires.

[10] Subalternidad es el concepto que nombra al que posee un atributo general de subordinación ya sea en términos de clase, raza, edad, género o de cualquier otro modo. Ver Bidaseca, K. (2007), "Cuerpos acervos de la memoria. Aportes del Pensamiento Feminista Descolonial a las Ciencias Sociales" en VV.AA. *Polifonías del sur desplazamientos y desafíos de las ciencias sociales*. Lugar Ed, Bogotá y Buenos Aires.

mayores condiciones de precariedad, al mismo tiempo son los más criminalizados (Segato, 2004).

Bajo este contexto de subalternidad, se despliegan una diversidad de situaciones y experiencias cotidianas de agenciamiento diferenciales -dado los distintos cruces de clase, género, edad y religión-, frente a estos contextos estructuralmente hostiles. Pese a que existan matices entre las acepciones del concepto de agencia (Crescentino, 2018), partimos, desde su comprensión en un sentido amplio, como una "modalidad de acción", que incluye el sentido de sí, las aspiraciones, los proyectos, la capacidad de cada persona para realizar sus intereses, el deseo, las emociones, las experiencias del cuerpo en oposición a la represión, la dominación y la subordinación.

En palabras de Mahmood (2019):

> "...si la capacidad para efectuar cambios en el mundo y en uno mismo es histórica y culturalmente específica (...), entonces su significado y sentido no puede ser fijado a priori, sino que tiene que emerger del análisis de las redes particulares de conceptos que habilitan modos específicos de ser, de responsabilidad y de eficacia. Visto de esta forma, lo que aparentemente podría ser un caso de pasividad y docilidad deplorables, desde un punto de vista progresista, puede muy bien ser una forma de agencia social, que debe ser entendida en el contexto de los discursos y las estructuras de subordinación que crean las condiciones de su representación. En este sentido, la capacidad de agencia social está implicada no sólo en aquellos actos que producen cambio (progresista) sino también en aquellos cuyo objetivo es la continuidad, la estasis y la estabilidad" (págs.102).

2. Epistemologías del Sujeto Conocido (ESC)

Con la premisa de generar las condiciones necesarias para una agenda de investigación social que responda a las necesidades de los grupos tradicionalmente marginalizados en las sociedades coloniales. Sin imposición de problemáticas e interpretaciones del investigador. Como plantea Guber (2011b):

"En este sentido, comprender los términos de una cultura o de un grupo social, la perspectiva del actor, consiste en reconocer que es un universo distinto del mundo del investigador. Y esto no vale solo para grupos éticos sino para todos los agrupamientos humanos" (p.207)

Abrevamos en este sentido, en una *Metaepistemologia* siguiendo a Vasilachis de Gialdino (2006, 2009 y 2018), referida al uso complementario y superador de la Epistemología del Sujeto Cognoscente tradicional a través de lo que la autora llama la *Epistemología del Sujeto Conocido* (ESC), basada en otras formas de conocer distintas a las aceptadas por el campo científico social y de la salud.

Para Vasilachis de Gialdino (2009) esto implica:

"...rescatar la intersubjetividad en procura de que el sujeto conocido sea tanto una parte activa en la construcción cooperativa del conocimiento, como una presencia no oscurecida ni negada, sino integralmente respetada en la trasmisión de este" (p. 7)

La ESC marca una ruptura ontológica con la epistemología dualista occidental y una exaltación de la *identidad* de todo sujeto con el fin de hacer posible, a la vez, la interacción cognitiva y la construcción cooperativa del conocimiento con la diferencia y la unicidad de cada persona. Según Vasilachis de Gialdino (2018) esta identidad posee dos componentes: a) el esencial, dignitario, y b) el existencial, biográfico. El quien de la ESC es ontológicamente distinto del quien de la Epistemología del Sujeto Cognoscente.

Para la autora el/la investigador/aes debe recorrer un camino que permita (Vasilachis de Gialdino, 2018) :

1. Pasar del que al quién.
2. Realizar un trabajo interno y reflexivo.
3. Optar por un rostro.
4. Abandonar al otro/a.
5. Revisar los presupuestos teóricos.
6. Liberarse del peso de la teoría.
7. Hacer posible la interacción cognitiva.
8. Construir conocimiento cooperativo.
9. Reconocer la simultaneidad de miradas.

10. Nos referimos a "Encarnar los distintos momentos del proceso de investigación". Según Vasilachis de Gialdino (2009), de lo que se trata es:

"... conocer *con* el otro y no *sobre* el otro, de ser uno con él o con ella, a partir del componente compartido de la identidad. Hacer posible la total manifestación de ese otro, de no ejercer sobre él violencia cognitiva, primero, y ontológica, después (...) impedir que quien produce conocimiento no solo niegue la identidad esencial de los actores participantes sino, además, la suya propia al desconocer el rasgo compartido de su humanidad que los hace unos, que los identifica y que es razón de la dignidad de toda persona y, por ende, de ambos sujetos de la interacción cognitiva (, p. 20)

Destacamos, además, otros marcos conceptuales que convergen con los planteos de la epistemóloga, tal es el caso de los *Estudios Feministas y de Género*, que afirman la imposibilidad de una teoría general del conocimiento que ignore (invisibilice) el contexto social e histórico del sujeto cognoscente.

Desde estas perspectivas, se crítica a la episteme de la *ciencia normalizada*[11] y *androcéntrica* con sus discursos universalizantes, totalizadores y homogeneizantes y se abreva por la búsqueda de un conocimiento situado, diverso, transformador y liberador. Un conocimiento "que sale del lenguaje para colocarse en una experiencia entre quien investiga y el otro" (Bidaseva, 2017, p. 315).

Emerge así, una investigación comunitaria feminista, donde los participantes tienen voz y voto sobre las decisiones del proceso: problemas a estudiar, métodos a abordar, resultados a validar y a usar. Este tipo de investigaciones apelan a una ética y discurso interpretativo basado en tres principios: "representar una multiplicidad de voces, aumentar la capacidad de juzgar moralmente y promover la transformación social" (Christians Clifford, 2012, p. 310). De lo que se trata, es de abandonar nuestro lugar legitimado como sujeto

---

[11] Lo que el sociólogo Anthony Giddens llamo el consenso ortodoxo de las ciencias naturales y sociales, cuyas bases se asocian a las perspectivas del empirismo lógico o neopositivismo, el estructural funcionalismo parsoniano, el método hipotético-deductivo-popperiano y la investigación cuantitativa. Ver Giddens, A. (2010). *Consecuencias de la Modernidad.* Alianza editorial. Barcelona y Giddens, A. (2020). *Las nuevas reglas del método sociológico*. Amorrortu editores. Madrid.

cognoscente único y separado de aquellos sujetos que pretendemos y suponemos conocer, para asumir otro lugar entre identidades esencialmente iguales (Vasilachis de Gialdino, 2006).

Estas Epistemologías de la condición humana situada, de nuestro estar-en el mundo, de nuestro ser en la cotidianeidad (De Sousa Santos, 2009a), reemplazan la dualidad cartesiana sujeto-objeto por relaciones sujeto-sujeto territorializados e historizados Como indica Guarin (2017):

"Las epistemologías de la conciencia histórica son nuestra experiencia del presente histórico, en el horizonte del futuro, en el fondo del pasado, en esa pasión por el presente, que decanta nuestro conocimiento posible" (p. 408).

Esto último, conlleva el ejercicio autocritico de una intensa y profunda *reflexividad* (Aliano, 2018), es decir, una acción autocritica que asume su situación en el mundo social que estudia y problematiza su lugar en el proceso de producción -entorno de lo que hacemos cuando investigamos (Piovani, 2018b)-, y el lugar de la reproducción del conocimiento científico (Santos, et al, 2018). En palabras de la antropóloga Guber (2011a):

"La reflexividad en sentido amplio, es una propiedad de toda vida social pues en la mutua presencia de la interacción sus actores constituyen los marcos de referencia de lo que hacen y comunican, reproduciendo n parte las normas y valores que mantiene unida a la sociedad, y desde el punto de vista etnográfico, es someter nuestras elucubraciones epistemo-etno-céntricas al diálogo con las urgencias, las historias y las vidas de los nativos de cualquier punto del planeta" (p.128)

5. PRAXIS TRANSDISCIPLINARIA

1. Inroducción

Como señalábamos, las disciplinas académicas establecen una relación dogmática e instituida entre el investigador y la cosa (sujeto) investigada. Una indagación propia del "extractivismo epistémico y ontológico" sobre el resto del mundo (Grosfoguel, 2016). En las ciencias sociales y de la salud esto se expresa a través de una obturación de toda posibilidad de aprender a generar el silencio reflexivo necesario para ceder la palabra a ese Otro (Alvarado, 2017).

Bajo esta traza, la *praxis transdisciplinaria* se muestra como un proceso de autoformación e investigación acción que se orienta en la complejidad real de cada contexto, superando los límites del conocimiento disciplinario, multi e interdisciplinario. La misma toma en cuenta la ciencia como parte de los procesos que describe y por ello, se involucra en las dinámicas sociales que moldean el mundo: pluralidad de conocimientos, visiones de mundo y valores de distintos grupos sociales y culturales (Delgado, 2012). Como afirma Floriani (2000):

"La ciencia se constituye, entonces, en causa y efecto a la vez del sistema de producción y de apropiación del mundo, es decir, al interior del sistema cultural que la genera y que es generado parcialmente por ella" (pág. 21).

En el mismo sentido, De Souza Santos (2009b) considera que:

"1. Todo el conocimiento científico natural es científico social; 2. Todo el conocimiento es local y total; 3. Todo el conocimiento es autoconocimiento; y 4. Todo el conocimiento científico busca constituirse en sentido común." (pág. 42).

Esto conlleva implícitamente una apuesta epistemológica en la forma de entender el mundo, explicar los acontecimientos y encarar los problemas. Un límite epistémico/ontológico/ético a la pretensión universalista y totalitaria del conocimiento científico occidental por imponer sus propios valores, verdades e interpretaciones, sus historias, memorias y objetos a archivar.

El antropólogo Trouillot (2017), estima que el archivo es un acto de producción consciente de poder que prepara los hechos para su inteligibilidad histórica. Los archivos son los mediadores entre lo que pasó y las narrativas acerca de lo que pasó.

En otras palabras, un nivel de realidad supone un espacio de vida y conocimiento que no necesariamente responde a los requerimientos ontológicos, epistemológicos y metodológicos que desde la racionalidad moderna y académica se postulan como puntos de partida y llegada. Dentro de una parte y en la totalidad de nuestra experiencia en los niveles de realidad, existen formas de conocimiento diversas y pluriculturales que no pueden ser subordinadas a la consistencia lógica y la primacía (implícita o explícita) del conocimiento disciplinar y/o académico.

Por eso, el esfuerzo de crear puentes de diálogo entre diferentes sistemas de conocimientos y prácticas ancestrales, tradicionales y endógenas con las ciencias alternativas en procura de entender e intervenir en la realidad de una manera más sistémica, holística, cooperadora y compleja.

La praxis del diálogo intercientífico (ciencia eurocéntrica, ciencia alternativa y ciencia endógena, indígena y/o del pueblo) e intercultural implica, entonces, un proceso de complementariedad de saberes teóricos, métodos aplicativos e investigativos provenientes de diferentes culturas y matrices civilizatorias dentro del marco del reconocimiento, horizontalidad, jerarquía y validez (Delgado y Rist, 2016). Según Haverkort y colaboradores (2013):

"…la complementariedad y el diálogo intercientífico se pueden alcanzar si los métodos de investigación y los parámetros utilizados son amplios y no se basan exclusivamente en la ciencia occidental eurocéntrica o en la ciencia endógena. La investigación refuerza la propiedad, la eficacia y capacidad de innovación de las ciencias implicadas, prestando atención a las visiones del mundo, métodos, teorías, valores y comunidades de conocimiento." (pág. 41).

Este diálogo incluye considerar la historicidad, no limitada en el pasado, sino en cómo los saberes (populares/endógenos o científicos) se socializan e incorporan a la cotidianeidad de los individuos y las colectividades, y en la posibilidad de construir nuevos conocimientos, teorizaciones y prácticas de ruptura con las relaciones de hegemonía/subalternidad que al final se traducen en dominio/subordinación (Espinosa Cortes, 2009).

En consecuencia, la investigación transdisciplinar, más que un marco metodológico (que disciplina y enmarca la acción investigativa), es una serie de estrategias de carácter flexible, dinámica y contextualizada a las condiciones del trabajo investigativo. Se parte de las cuestiones de relevancia de la propia realidad socio-territorial-cultural y los modos y sistemas de vida de las comunidades en procura del tiempo asociado con el *buen vivir*[12] (Acosta y Martínez, 2009).

La perspectiva del diálogo de múltiples sistemas de saberes, en el contexto de la modernidad poscolonial, es la resultante de una demanda social generada desde abajo, desde los márgenes de los cuerpos territorializados y excluidos que luchan por el reconocimiento de sus saberes, sus lenguas, sus prácticas y sus identidades culturales dinámicas.

Es una propuesta que busca, en su proceso, por un lado, reafirmar el diálogo intercultural –con características polémicas de disputa, discusión y controversia -, la complementariedad entre espacios de formación, investigación e interacción social entre la academia y las comunidades; y por otro, elaborar una vía para intentar resolver, mediante nuevas contribuciones y propuestas, los enormes problemas locales y globales de salud, alimentación y ambientales, entre otros temas de una agenda muy amplia por

[12] Buen vivir o Sumak Kawsay (vivir en plenitud) es una palabra quechua referida a la cosmovisión ancestral de la vida. Desde finales del siglo XX es también un paradigma epistémico y una propuesta política, cultural y social desarrollada principalmente en Ecuador y Bolivia. Ver Acosta, A. y Martínez; E. (comp). (2009) *El buen vivir. Una vía para el desarrollo*. Abya Yala, Quito.

resolver, bajo otras alternativas, los desafíos que generan los diversos territorios y sus territorialidades socioculturales y ecológicas (Tapia, 2016)

En este sentido, estos territorios/territorialidades se constituyen en una condición imprescindible para el entendimiento y la acción participativa en la resolución de las problemáticas socio-ambientales, económicas y políticas. Las situaciones de degradación, sobreexplotación y destrucción de las existencias del entorno son intrínsecamente socio-ecológicas y se expresan material, vivencial y espiritualmente en los territorios y las territorialidades de ese espacio.

En general, se observa una escasa integración en el análisis de tipo académico de los vínculos entre las problemáticas ambientales y el territorio, más bien es entendido desde una única lógica disciplinar con una fuerte impronta empírica, fragmentada y reduccionista.

Tal matriz epistémica niega y menosprecia otras concepciones, como es el caso de la territorialidad indígena o endógena, cuya cosmovisión del territorio se da en términos relacionales puesto que no establecen un vínculo cuyo fin principal es la explotación o el consumo de recursos, sino que insertan a los seres humanos en una red de relaciones con los animales, antepasados y divinidades, en donde el intercambio y la reciprocidad tienen un papel fundamental.

De este modo, sus territorialidades tienen como objetivo, entre otros, mantener relación armoniosa con los demás habitantes de su entorno. Algo que la modernidad colonial no considera ni evalúa estimar (Altschuler, 2013).

Por tanto, una praxis transdisciplinaria supone alguna de las siguientes cuestiones:

i. La consideración de la realidad natural y social (vida ecosocial) bajo procesos multidimensionales y multi-jerárquicos complejos e integrados entre sí en totalidades diversas.
ii. La posibilidad de desarrollar planteamientos y modalidades multi-estratégicas según los diferentes contextos de investigación-acción participación.

iii. La incorporación de la perspectiva dialéctica, esto es, el interés por centralizar la intervención en la realidad social contextualizada desde el propio proceso investigador.

iv. La capacidad para favorecer la indagación, la crítica y la participación, manteniendo el vigor y la frescura, por un lado, de los investigadores ante el planteamiento de nuevos problemas, y por otro, ampliando el dialogo con otros saberes no esencializados ni subordinados.

v. La potencialidad para co-construir y abordar una experiencia investigativa como experiencia vital colectiva de diálogos entre saberes y tecnologías compartidas (procesos de aprendizajes mutuos).

vi. El aumento de la validez del conocimiento obtenido utilizando diferentes aproximaciones de métodos (triangulación metodológica)

vii. La incorporación de diseños más abiertos y flexibles que intentan dinamizar y potenciar la participación activa de los diversos actores sociales implicados en el objeto de estudio y, desde un proceso de investigación-acción, generar cambios en la colectividad (organización o comunidad).

En palabras de Arratia (2018):

> "la praxis cambia al pensamiento y por lo tanto, el conocimiento es resultado de la relación dialéctica entre teoría y práctica en la cual esta última es determinante" (pág. 34).

El impacto en el desarrollo de empoderamientos colectivos a nivel comunitario local a partir de las propias actitudes de compromiso militante, respeto y humildad de los sujetos involucrados en los proyectos.

De tal forma, la praxis transdisciplinaria supone una propuesta que –con disputas, discusiones y controversias[13] (Argueta Villamar, 2010)-, favorece el diálogo intercientífico (ciencia eurocéntrica y ciencia alternativa/endógena/indígena) e

---

[13] Cuestión y debate profundizado por Dascal (1997). Ver el artículo de Argueta Villamar, A. (2010); *El diálogo de saberes, una utopía realista*. UNAM, México.

intercultural. Un proceso de complementariedad de saberes teóricos, métodos aplicativos e investigativos provenientes de diferentes culturas y matrices civilizatorias dentro del marco del reconocimiento, horizontalidad, jerarquía y validez.

6. PLURALISMO COGNITIVO Y METODOLÓGICO

1. Introducción

Las coordenadas que constituyen el pluralismo cognitivo y metodológico inducen y fortalecen puentes propicios entre el mundo académico científico-tecnológico y el mundo cotidiano contextualizado (histórica y geográficamente) de la vida de las comunidades – el espacio material, social y espiritual-, en tanto posibilita la interacción y el intercambio equitativo de cosmovisiones múltiples.

Dada la complejidad de los procesos sociales, ambientales y territoriales y la diversidad de la experiencia científica, unida al hecho que ninguna episteme y método es vía exclusiva de conocimiento, la pluralidad y complementariedad metodológica se presenta como parte de ese nuevo estilo cognitivo que admite el desarrollo de estrategias diferentes. Más allá del fundamentalismo cuantitativista y cualitativista, erigidos como garantes de la verdad, uno como productor de objetividad y el otro como intérprete de la realidad social (Cohen y Rojas, 2019), la producción de conocimiento científico desde la visión del pluralismo cognitivo y la complementariedad metodológica es posible a través de la práctica multimétodo, un ejercicio investigativo que alude a un enfoque múltiple, diseño mixto, integrado o multimodal y que deriva de la posibilidad para un mejor abordaje del problema en cuestión (Piovani, 2018).

De este modo, la articulación metodológica mixta resulta válida y eficaz pues permite realizar aproximaciones más profundas, elaboradas y diversas acerca de la complejidad de los hechos de la realidad social. Como afirma Bryman (1998):

> "Los métodos son probablemente mucho más autónomos de lo que gran parte de los debatientes reconocen. Pueden ser usados en una variedad de contextos y con una variada gama de propósitos en mente (…) La tendencia a asociar métodos concretos con concretas posiciones epistemológicas es poco más que una convención" (Verd y López, 2008, p.19)

En este sentido, es fundamental seguir el camino que indica el antropólogo Guarín (2017):

"...tomar distancia de las prótesis metodológicas que anteponemos instrumentalmente a las realidades sociales (...) buscando sistemas de información que congelan la realidad humana, la momifican en una abstracción formal o moral" (p. 414)

Avanzar así, hacia un *pluralismo reflexivo*, que propicie una discusión explícita sobre los fundamentos ontológicos, epistemológicos, metodológicos e ideológicos de diferentes campos disciplinarios sociales comprometidos con la investigación colaborativa y transformadora y en post de la transdisciplinariedad (Santos, 2018).

Siguiendo a Popa y Guillermin, la reflexividad refiere a dos aspectos: la crítica y la transformación. La primera como un proceso individual o colectivo sobre las suposiciones, valores y compromisos subyacentes a la investigación y al contexto sociopolítico e institucional en el que la investigación tiene lugar. La segunda y complementaria, con los procesos de participación y experimentación social en comunidades transdisciplinares que contribuyan al cambio social (Piovani y Muñiz Terra, 2018).

En definitiva. el pluralismo cognitivo y metodologico sumado a los procesos inherentes a la reflexividad fortalecen puentes propicios entre el mundo académico científico-tecnológico y el mundo cotidiano contextualizado de la vida de las comunidades –el espacio material, social y espiritual-, para la interacción y el intercambio equitativo de cosmovisiones múltiples y de estrategias diferentes. En esta línea, los antropólogos Gimeno y Castaño (2014), plantean:

"En términos descoloniales, las conversaciones etnográficas que se toman en serio a los "otros" precisan considerar, y abrirse a la herida que lo colonial/hegemónico produce en nosotros. Esa apertura vuelve la herida insoportablemente presente, y puede provocar una mudanza de la investigación a otros territorios epistémicos" (pág. 39).

2. Investigación Acción Participativa

La *Investigación Acción Participativa* (IAP) desplegadas entre los años 60 y 70 del siglo pasado en Latinoamérica y el Caribe, surge como una propuesta pionera en proponer un diálogo de saberes, referido al encuentro entre un mundo académico en crisis y unos actores sociales que surgían con fuerza a nivel global, en parte por el propio proceso de descolonización.

La IAP significo un cuestionamiento a los principios del positivismo en las ciencias sociales: la ruptura sujeto/objeto, la separación teoría/práctica, la neutralidad axiológica y la división *episteme/doxa*. La IAP pluralizó las miradas al introducir otras voces, rompiendo con el monopolio de la narrativa tradicional occidental y ampliando posturas poscoloniales de reconocimiento y participación activa del sujeto subalterno.

Aún hoy y de manera ejemplar, la IAP sigue implicando, en palabras de Fals Borda (1987):

"...construir conjuntamente con los actores sociales comunales procesos de revalorización de sus saberes y tecnologías locales o ancestrales, empezando por entender, compartir y respetar los conceptos, las lógicas, las visiones, percepciones y los valores de la comunidad rural donde se desarrolla la práctica social; por eso la interacción y el intercambio de saberes se realiza por medio de relaciones de interculturalidad y de "diálogo intercientífico" generando nuevos conocimientos, al compartir e intercambiar saberes y prácticas contemplados en la vida cotidiana de las comunidades (representadas en los tres ámbitos vida: material, social y espiritual), de manera teórico-práctico, creando nuevas inquietudes, reflexiones y dando también origen a nuevas iniciativas locales (p. 6).

Como práctica comprometida con la equidad y la justicia (social, ecológica y epistémica), la IAP busca, no solo reconocer la diversidad de formas de vivir, sino también promover un diálogo más horizontal entre estas diferentes maneras de ser/estar para que se logre co-construir nuevas formas, aún más diversas y justas, de vida colectiva (Camou-Guerrero, 2010). Como afirma Ferreira (2017):

"Para la práctica de estas metodologías es importante compartir objetivos e ideologías comunes, sin los cuales su continuidad no es posible. Hay varios conocimientos y diversas formas de ciencia. Los pueblos indígenas tienen su conocimiento y también sus ciencias. No pueden y no necesitan ser validados a la luz de la visión de la ciencia moderna" (p.163)

Como práctica comprometida con la equidad y la justicia (social, ecológica y epistémica), la IAP busca, no solamente reconocer la diversidad de formas de vivir (de pensar, conocer, sentir, sufrir, soñar, querer, etc.) sino también promover un diálogo lo más horizontal posible entre estas diferentes maneras de ser/estar para que se logre co-construir nuevas formas, aún más diversas y justas, de vida colectiva.

En ese sentido, las condiciones básicas para la IAP resultan de:

Primero, promover un diálogo real y encarnado por los valores, las experiencias, orígenes e historia y visiones de vida de las múltiples perspectivas y formas alternativas de los pueblos y civilizaciones.

Segundo, posicionarse desde un pensamiento complejo, co-dependiente, integrador y transdisciplinar.

Tercero, utilizar multi-metodos (con cualidades y aspectos materiales, sociales y espirituales de la vida cotidiana) que modifiquen lenguajes, conceptos, categorías, modelos y teorías.

Cuarto, plantear estrategias de articulación entre técnicas cuantitativas y cualitativas y participativas. Por ejemplo, las técnicas cualitativas participativas sirven para conceptualizar el objeto de estudio, generar hipótesis y comprender los datos cuantitativos. A su vez, estos datos inducen generalizaciones, futuras investigaciones de estudios de casos y la información cuali-cuantitativa alimentar (y ser retroalimentada) con diálogo entre los sujetos implicados bajo técnicas participativas.

Quinto, establecer una nueva relación de un sujeto-sujeto depositario de saberes múltiples no jerarquizados ni subalternizados (sujeto científico vs sujetos lego cotidiano)

Sexto, romper con la visión del causalismo fisicalista unidireccional impuesto por las ciencias naturales y retomar otros enfoques superadores ya ofrecidos desde la física cuántica, la causación circular y la propia cosmovisión de los pueblos ancestrales.

Séptimo, consolidar dos procesos simultáneos e interdependientes: conocer y actuar, combinación cíclica que posibilita el aprendizaje horizontal, reflexivo e interactivo inter-subjetivo (campesinos/urbanos – investigadores). Así, las agendas de investigación y/o intervención emergen de un trabajo colectivo consensuado entre las comunidades y los profesionales e investigadores.

Octavo, prestar suma atención a las relaciones de poder que establecemos como facilitadores/as de procesos de IAP, desde nuestra condición de género, de adscripción cultural, escolaridad, nivel socioeconómico, etc., que constituye un aspecto fundamental del cuidado necesario para no reproducir patrones que refuercen la desigualdad y silencien la diversidad.

En este marco, estimamos que la IAP se configura, como el mejor modo de integrar, de un modo equitativo, las voces interculturales de todos los grupos involucrados; permitiéndonos así superar la asimetría y crear relaciones horizontales mediante las cuales diseñar acciones y *políticas de salud regional y local*[14] desde la propia perspectiva de quienes la viven. El *proceso de conocimiento-acción-transformación*[15] emerge de una construcción cooperativa en la que sujetos esencialmente iguales realizan aportes diferentes (Tapia, 2016).

En definitiva, es demostrar la capacidad colectiva para intervenir púbicamente en los procesos de cambio y colocar los problemas socio-sanitarios que los convoca, compromete y moviliza en la agenda política local y nacional (Matos, 2016). Como destaca Pires Marques (2018):

"... la investigación participativa, tiene el potencial de cuestionar la jerarquía del conocimiento institucionalizado en las ciencias de la salud y la atención de la salud. Esto puede resultar útil en vista del reconocimiento de la validez de las formas de conocimiento cercanas a la experiencia, de los

---

[14] Por caso los Sistemas Locales de Salud SILOS desarrolladas en las comunidades de Guerrero, Morelos y Puebla, México. Ver Martínez, P. y González Chévez, L. (2010). *Enfermar sin permiso un ensayo de epidemiología sociocultural a propósito de seis entidades nosológicas de raigambre nahua en la colindancia de Guerrero, Morelos y Puebla.* Instituto Nacional de Antropología e Historia, México.

[15] Un ejemplo innovador es el Observatorio OBTEIA, una experiencia del Estado brasileño basada en la participación colectiva de movimientos sociales, academia y trabajadoras(es) en la generación de conocimientos y prácticas de promoción de la salud en las poblaciones del campo, el bosque y las aguas. Ver Carneiro, F. y otros (2014). "Telas de un Observatorio para la salud de la población del campo, de los bosques y del agua en Brasil" en *Tempus, actas de saúde colet*, Brasília, No 8, págs. 275-293.

pacientes/usuarios, cuidadores legos y profesionales no médicos, son más propensas que el conocimiento experto a la movilización en las luchas de ciudadanía" (págs., 162-3).

Resulta evidente que la participación de los diferentes actores involucrados hace posible la integración real de los protagonistas y de sus saberes, logrando la construcción de un nuevo saber sincrético que excede el sumatorio de los saberes individuales (Crisóstomo y otros, 2017).

Se trata, en definitiva, de conocer, pensar, discutir y dejarse inspirar por otros marcos ontológicos, epistémicos, políticos y éticos, para reconfigurar otros mundos posibles desde las propias posibilidades y condiciones. Insumos, que en su conjunto inspiran, incentivan y ayudan a traspasar la visión moderna colonial, capitalista, patriarcal hegemónica, la cual ampliamente ha demostrado ser insustentable para la vida.

En esta dirección retomamos los planteos de Pires Marques (2018), cuando señala los dos desafíos principales para la investigación en ciencias sociales a nivel de la experiencia vivida: uno, dar cabida a las formas de sufrimiento socio-individual más allá de las formas biomédicas de conocimiento objetivo, individual y deshumanizante, y dos, propugnar otras maneras no verbales (música, baile, pintura, actuación) de alojar el sufrimiento socialmente encarnado en los cuerpos.

Si el eje central de preocupación es efectivamente la reproducción y sustentabilidad de la vida, el desafío central es pensar y sentir desde y para la vida a través de la praxis transdiscipinaridad y el diálogo de saberes y vivires intercultural e intercientífico.

Siguiendo al filósofo francés Deleuze (Biehl, 2008), es enfatizar los potenciales creativos y anticipatorios del deseo de vida, que constantemente escapa y se transforma a pesar de las estrategias del biosociopoder, en madejas de criticidad, corporeidad y movimiento contra toda forma de injusticia epistémica, social y sanitaria.

7. DIÁLOGO DE SABERES Y DE VIVIRES INTERCULTURAL E INTERCIENTÍFICO

1. Introducción

Con base en lo anterior consideramos que es muy importante complementar el *diálogo de saberes* con el *diálogo de vivires*[16], asumiendo este último como la expresión de nuestra propia historia y forma de percibir el mundo que se pone en juego cuando interactuamos en los procesos de IAP.

En este sentido, apelamos a una antropología de las prácticas, dirigida a mirar la vida social directamente a partir de la praxis del con-vivir no reducida a las representaciones simbólicas, esquemas cognitivos y estructuras o marcos organizativos subyacentes, es decir, a cómo las personas conviven y aprenden a convivir a lo largo de esta ontología relacional y "ecología de la vida"[17].

Siguiendo a Ingold (2000) y su concepción antropológica referida a un saber que aspira a un abrirse y responder a la vida y no a una antropología sobre –describir o representar el mundo de grupos particulares. Esta postura nos invita a ir más allá de nuestras categorías analíticas de entendimiento moderno occidentales y ampliar las maneras de aprehensión y conexión vivencial con nuestro entorno inmediato y mediato. Un "compromiso ontológico" que se corresponde con el ser/estar social con el ser/estar vivo en general.

---

[16] Para una profundización del concepto ver Camou-Guerrero y colaboradores (2010). "¿Diálogo de saberes? La investigación acción participativa va más allá de lo que sabemos"en *Revista decisiones*, No 38, págs. 76-89.

[17] Término que da cuenta de una territorialidad ontológica de seres con su medio ambiente, lo social imbricado con lo ecológico. Ver De Munter, K. (2016). "Ontología relacional y cosmopraxis, desde los Andes" en. *Revista de Antropología Chilena*. Vol. 48, No 4, págs. 25-45.

En otras palabras, esto supone una territorialidad ontológica de seres con su medio ambiente. El territorio (y las territorialidades que engendra) son una condición imprescindible para el entendimiento y la acción participativa en la resolución de las problemáticas socio-ambientales, económicas y políticas.

En general, se observa una escasa integración en el análisis de tipo académico de los vínculos entre las problemáticas ambientales y el territorio, más bien es entendido desde una única lógica disciplinar con una fuerte impronta empírica, fragmentada y reduccionista.

Tal matriz epistémica niega y menosprecia otras concepciones, como es el caso de la territorialidad indígena o endógena, cuya cosmovisión del territorio se da en términos relacionales puesto que no establecen un vínculo cuyo fin principal es la explotación o el consumo de recursos, sino que insertan a los seres humanos en una red de relaciones con los animales, antepasados y divinidades, en donde el intercambio y la reciprocidad tienen un papel fundamental (Altschuler, 2013).

Resulta inherente, entonces, considerar lo social imbricado con lo ecológico y el territorio a partir de las propias tramas de la existencia como seres que devienen en relación con otros (vivos y no vivos), en eso que los andinos conocen como "criar y dejarse criar" por la totalidad del entorno. Tal como lo expresa Koen De Munter (2016):

"Si hablamos de "praxis del convivir", esta supone no solo un (aprender a) actuar "socialmente" como agencia intencionada, sino también un someterse a un (saber) dejarse llevar por el "estando-vivo" y, haciendo el camino, aprender a relacionarse y sintonizarse, también con estas dinámicas de vida más amplias." (pág. 63).

Al ubicarnos en el reconocimiento de la pluralidad de saberes y de vivires es importante distinguir entre la diversidad como sustrato base de esta pluralidad, y la *desigualdad* y la *racialización* como formas naturalizadas de violencia social y como condición de marginación y opresión de culturas y sociedades.

De este modo, el sistema capitalista se constituye como articulador de todas las relaciones capital/trabajo, en función de un tipo determinado de sistema mundo. Paralelamente se conforma un entrelazamiento raza/trabajo, conformando el punto de partida de la modernidad eurocéntrica: la raza distribuye y clasifica a la población mundial en términos de las nuevas estructuras de poder. El color de la piel se constituye como modo de dominación mundial. En Latinoamérica y el Caribe, la división cultural del trabajo prepara así el terreno para la racialización de las relaciones sociales y económicas. Ella refleja la superposición de significados y entramados que conforman las desigualdades sociales basadas en el color de la piel, determinando una prolongación de las categorías coloniales que se consolidaron en el siglo XIX (Margulis, 1999; Quijano, 2003).

Cuando pensamos en el diálogo saberes y de vivires intercultural e intercientífico desde la perspectiva de la IAP, enfrentamos la ineludible responsabilidad de afrontar estas situaciones intrínsecas a la sociedad global neocolonial en la que habitamos.

Esto supone, el reconocimiento de las formas de *interseccionalidad* que asumen nuestras vidas y nos revela lo que no se ve cuando categorías como "género", "clase", y/o "raza" se conceptualizan como separadas unas de otras. Nos señala lo que se pierde y lo que se oculta. La noción de "interseccionalidad" se refiere a los procesos –complejos, irreducibles, variados y variables– que en cada contexto derivan de la interacción de factores sociales, económicos, políticos, culturales y simbólicos. Para profundizar el concepto, leer

De allí, la necesidad de incorporar en el análisis y la intervención de tipo público estatal un *enfoque diferencial* que restituya el libre ejercicio de los derechos, de la equidad y del reconocimiento de las diferencias entre los grupos poblacionales.

Lo anterior, implica, en primer lugar, una lectura de la realidad que vuelva visible las formas de discriminación contra aquellos grupos o pobladores considerados diferentes por una mayoría o por un grupo hegemónico. En segundo lugar, tomar en cuenta dicho análisis para brindar adecuada atención y protección de los derechos de la población (Meertens, 2018).

Lamentablemente, los enfoques diferenciales aparecen mencionados de forma dispersa en el conjunto de políticas públicas y en general, se tratan de enunciados formales que no se traducen en criterios, instrumentos, programas especiales, recursos destinados a atender mujeres, los niños, los pueblos originarios y/o sectores sociales marginalizados. Esta heterogeneidad muestra problemas de la base política, en lo macro, y en lo técnico-administrativo, en el micro, lo cual se traduce en ausencia de políticas adecuadas a las necesidades de los diferentes grupos sociales y en última instancia en la reproducción del estado de cosas inconstitucional y de vulneración de derechos humanos esenciales.

En cuanto a la instancia normativa, la cuestión de cómo reparar a grupos diferenciados desde este enfoque se ha debatido poco y nada. Esto redunda en el empleo de un lenguaje y una ayuda de tipo asistencialista, de atención o protección, en vez de un lenguaje centrado en reparaciones integrales conforme a las particularidades y características propias de los diversos sectores de población (UNICEF. 2017).

Por lo tanto, aquí cobran importancia no solo las metodologías participativas revalorizadas sino la investigación crítica de todas las formas coloniales de conocimiento. No basta con tener claro el propósito emancipador e incluir a los intelectuales subalternos en los proyectos de investigación, hay que descolonizar la búsqueda de conocimiento, saberes y prácticas comenzando por las cuestiones ontológicas, epistemológicas y metodológicas arraigadas y naturalizadas desde el campo científico-técnico dominante.

Las disputas y distanciamientos entre cosmovisiones diferentes ocurrirán (ocurren) en tanto la actitud (ético-epistémica) de la ciencia "normal" occidental establezca parámetros de jerarquización dual: alto/bajo, abstracto/concreto, cuantitativo/cualitativo, racional/sensible, sujeto/objeto, analítico/sintético, reduccionista/integrador, que configuren lógicas de subordinación y/o paternalismo frente a otros saberes que resistan a los procesos de hegemonía.

De este modo, es necesario interrogarnos si las investigaciones que hacemos –en ciencias exactas, sociales y/o naturales- está contribuyendo directa o indirectamente a promover el statu quo, la resistencia y/o la transformación. Si bien en la práctica son los poderes fácticos –político-institucionales, corporaciones empresarias, medios de comunicación- quienes ejercen mayor poder en la toma de decisiones, también es cierto que no podemos caer en la ingenuidad de desconocer la teleología o los fines de aquello que estamos investigando. Vale decir, pensar si mi investigación será útil, a quién le será, para qué, para quién. Y además asumir, humildemente, que este cambio no solo se da por el agotamiento de las ciencias convencionales o nuestras formulaciones teóricas, sino principalmente por la irrupción de nuevas formas de organización y movilización social y política.

La complementariedad y diálogo es posible en la medida que se establezcan puentes horizontales de entendimiento y ampliación entre cosmovisiones no hegemónicas. De-construir los parámetros ontológicos, epistémicos y socio-políticos de la ciencia positivista eurocéntrica es una condición imprescindible para conquistar nuevas alternancias de una ciencia hibrida y transversal. Conquista a desarrollar desde el mismo seno de la matriz de los campos disciplinarios disputando y criticando la lógica unidimensional de la investigación y en la deslegitimación de las intervenciones de ingeniería social.

La crisis epistémica global impuesta por la modernidad colonial abre las posibilidades reales para establecer contactos intercientificos de saberes y vivires generadoras de un nuevo bloque de poder contra-hegemónico que recupere y reivindique la lógica material, simbólica y espiritual del buen vivir.

De este modo, es imperioso bregar por una descolonización de las metodologías -abrirse a la herida que lo colonial/hegemónico produce en nosotros para mudar a otros territorios epistémicos (Gimeno, 2014)-, lo cual implica sostener un sentido pluralista, reflexivo y transformador de la investigación social.

Un compromiso con la vida y con la construcción de articulaciones en torno a prácticas colectivas concretas, no reducibles a las representaciones simbólicas, esquemas cognitivos y estructuras organizativas subyacentes del investigador.

En definitiva, se trata de generar un cambio en la geografía de la razón instrumental instalada por la matriz epistémica instituida, un “conocimiento otro”, desde un “espacio y un cuerpo otro” (Antonacci, 2016). Una perspectiva de investigación social y en salud desde el sujeto situado -en tanto ser humano con emociones, sentires, relaciones, interacciones y vivencias únicas-, que confronta con la mirada eurocéntrica universal, objetivista, (supuestamente) neutral, observacional y empirista (Vasilachis de Gialdino, 2018).

2. El método biográfico y el enfoque etnográfico

En línea con lo expuesto en el punto anterior, destacamos especialmente, el conocimiento social producido por procedimientos de investigación cualitativos como son el *método biográfico* y el *enfoque etnográfico*. El primero, supone mirar las vidas desde adentro -en especial, las vidas subulternizadas-, ampliando la hermenéutica social, bajo el signo de la multiplicidad y la confrontación entre voces conectándolas y mezclándolas entre narradores e investigadores (Arfuch, 2008; Chase, 2012). En palabras del sociólogo Norman Denzin (Meccia, 2019):

> "El método biográfico se apoya en el conocimiento y la comprensión subjetiva e intersubjetiva de las experiencias de vida de los individuos, incluida la propia vida (…) La comprensión es una experiencia intersubjetiva, emocional. Su objetivo es construir comprensiones compartidas de las experiencias de vida de otro" (p. 37).

Dicho método posibilita la condición de una doble reflexividad en el diálogo de sujeto a sujeto. Esto es, en la consideración de Muñiz Terra (2018):

> "Una reflexividad por parte en los sujetos que son invitados a narrar su propia historia y, por otro lado, una reflexividad por parte del investigador sobre su propio quehacer científico. Ambas prácticas se entrelazan (…) en una composición co-ejecutada por el entrevistador y el entrevistado en el momento central e intermedio de la investigación biográfica" (p 142).

Por su parte, el enfoque etnográfico permite establecer un reporte acerca del objeto empírico de investigación y construir una interpretación/descripción problematizada sobre lo que el investigador vio y escucho creando a través del trabajo de campo un texto emergente, tenso y profundo entre concepciones teóricas y concepciones nativas. Es decir, "una representación coherente de lo que piensan y dicen los nativos" (Guber, 2011a, p 6).

En síntesis, la consigna es de empezar a deconstruir las epistemologías instituidas por la academia, para nutrirlas de afectividad, para ponerlas a dialogar y a aprender de formas otras de conocer, de pensar y, sobre todo, de sentir, de decir y vivir la vida, ponerlas a dialogar con las sabidurías insurgentes o sabidurías del corazón e incorporar también al lenguaje académico lo que éstas pueden enseñarnos; eso ayudará a que las teorías y metodologías salgan de la frialdad de sus fortalezas, a fin de que las epistemologías reflejen la poética de la existencia, de la que están tan llenas las sabidurías.

Se trata, en definitiva, de la construcción de una ética y estética de la ciencia 'otra', diferente desde el carácter insurgente de las sabidurías, que nos ofrecen referentes profundos de sentido, para que podamos sentipensar qué horizontes civilizatorios y de existencia otros son posibles (Guerrero Arias, 2010).

Estimamos que uno de los mayores desafíos es generar un proceso de descolonización al interior de las ciencias. Esto significa escuchar profundamente, conocer y practicar a partir de perspectivas y experiencias pluriversas que cuestionen el monopolio epistémico del Norte Global.

Partiendo de que el conocimiento siempre es situado, ilimitado y no acabado, resulta necesario embarcarse en una inmensa diversidad epistémica, de voces y de perspectivas, lo cual implica, deconstruir nuestro propio lugar privilegiado y jerárquico en la "geopolítica del conocimiento" (hombre, blanco, académico, de clase media). Ampliando las posibilidades para establecer un diálogo abierto, continuo, contradictorio y creativo, que rechace una supuesta verdad y objetividad universal.

Un análisis encarnado y compartido, a la vez que, posicionado y comprometido. Un dialogo transdisciplinar e intercultural de múltiples saberes, prácticas y vivires (ciencia endógena o popular, ciencia académica) que traspase la línea del pensamiento abismal y el silencio epistémico/social. Por caso, las propuestas desde los métodos biográficos y etnográficos de saberes alternativos y el desarrollo de experiencias acumuladas en torno a la IAP, que revelan toda su potencialidad epistémica/política transformadora a través del contacto con la vida real, con las agencias personales y colectivas, las circunstancias y luchas sociales.

Resulta además claro, que la renovación epistémica, ética y política de las ciencias sociales en América Latina y el Caribe, deviene como parte de un proceso de crisis de la propia matriz eurocéntrica capitalista y patriarcal y de una crítica hacia las interrogaciones, los modelos teóricos, los métodos que objetivizan, fragmentan y operan sobre la realidad social.

Se requiere pues, co-construir conocimientos colaborativos con las múltiples formas de actuar, del vivir y de ser. Sólo a través de planteos epistemólogos alternativos como los expuestos, se podrá establecer un dialogo verdadero, en el que la voz del otro es audible sin prejuicio de la propia voz ni anulación de la voz opuesta, es posible una autentica igualdad en la diversidad.

En este sentido, los abordajes estandarizados en la investigación social deberían ocupar un lugar preponderante en nuestra (auto) crítica, a fin de priorizar las investigaciones interculturales de autoría colectiva. Esto permitiría profundizar y afinar nuestro acervo metodológico, desnaturalizando las tendencias que apuntan hacia el trabajo solitario que promociona la idea del/a experto/a y que tratan de eliminar los disensos para generar consensos.

Sugerimos, por tanto, un nuevo planteo constructivo desde una perspectiva fronteriza del conocimiento social, en la medida en que demandamos una acción re-creativa colectiva e individual, instituida e instituyente. Una situación central que obliga a trabajar tenazmente por un entrecruce entre la reflexividad, la praxis transdiciplinaria y el dialogo de saberes y vivires intercultural e intercientífico, la reinvención de nuestras prácticas investigativas en procura de la transformación y emancipación social.

8. MIRADAS CONTRA-HEGEMÓNICAS EN EL CAMPO DE LA SALUD COLECTIVA

1. Salud Colectiva (SC) como campo innovador

La expresión Salud Colectiva (SC) surge en los años 70 del siglo XX, como un paradigma renovado de la salud pública, de la salud comunitaria y de la medicina preventiva y social. Se la considera como un conjunto articulado de prácticas, técnicas, ideológicas, políticas y económicas desarrolladas en la academia, las instituciones de salud y en las organizaciones civiles que adhieren o critican a los diversos proyectos de reforma en salud. Una construcción permanente e inacabada que consolida mecanismos de construcción y participación comunitaria desde una perspectiva interseccional (clase, etnia, género, generación) en la promoción de la salud como derecho (Nunes, 2018).

La SC se ha desarrollado como campo de conocimiento y acción con iniciativas para la transformación de la realidad social, desde donde se problematiza y construye el objeto de estudio de manera transdisciplinaria, totalizadora y compleja (Mendoza Rodríguez y Jarillo Soto, 2011). Es un campo innovador del conocimiento en el que se debe reflexionarse sobre los conceptos que le dan sustento. Como apunta Ayres (2002), para la edificación de una postura crítica "consistente y madura" a partir de bases sólidas para impulsar el desarrollo de un pensamiento a través del cual sea posible comprender y transformar la realidad como un todo complejo y dinámico.

Aunque tanto la SC como la salud pública centran su atención en los problemas relacionados con la salud de los grupos humanos, existen diferencias fundamentales que permiten delimitar claramente cada campo. Una de las diferencias más críticas se relaciona con la manera en la que se entiende y explica la sucesión de fenómenos involucrados en el Proceso Salud-Enfermedad-Atención-Cuidado (PSEAC).

El concepto de determinación, en contraposición a la noción de causa, permite pensar el objeto de estudio de la salud colectiva como algo distinto al objeto de la salud pública. En lugar del determinismo causal basado en la triada agente-huésped-ambiente utilizado comúnmente por la salud pública, la salud colectiva entiende el PSEAC desde la totalidad constituida por las formas específicas en las que la sociedad se organiza y se reproduce política, económica y culturalmente (Laurell, 1981).

La determinación es una representación a priori, lógica, organizadora de la complejidad y de la totalidad. Es un poner en perspectiva dimensiones y procesos que permiten el entendimiento de la existencia del ser como universalidad y como concreción que conserva la esencia de lo que ha cambiado y al mismo tiempo el cambio de lo que permanece. Es así, una forma de comprender la salud-enfermedad como producto de la propia existencia del humano, pero no el humano aislado, en su pura individualidad, sino como productor y partícipe de la propia acción transformadora de la sociedad en que se desenvuelve; y por lo tanto, como génesis y consecuencia de la enfermedad, de la salud, del bienestar (Mendoza Rodríguez y Jarillo Soto, 2011).

Entender de esta manera la determinación, permite ir más allá de establecer relaciones lineales entre fenómenos, de describir la pura forma y descubrir la esencia de los fenómenos; nos habla de sujetos y no de objetos, de relaciones complejas producidas y reproducidas en el seno de lasociedad donde estos sujetos interaccionan y generan sus condiciones de existencia

De esta forma el carácter social e histórico de la salud y la enfermedad puede explicarse asumiendo que son momentos de un mismo proceso, que si bien tiene que ver con la plasticidad del organismo para responder a través de sus condiciones de desarrollo, también ocurre en un contexto de existencia de los individuos en la sociedad y en un momento del devenir histórico (Almeida y Silva, 1999).

La SC atiende al proceso colectivo en el que se producen y reproducen las condiciones sociales que llevan a enfermar de una manera específica a los grupos humanos, según su inserción en el proceso de producción. Desde la SC, los patrones de producción y consumo son considerados determinantes fundamentales del PSEAC, pues es a partir del estudio de las contradicciones entre valores de uso y fuerzas deteriorantes, generadas por el modo en que se organizan y reproducen socialmente los grupos humanos (Breihl, 2003).

De este modo, el PSEAC adquiere historicidad por que los procesos donde tiene lugar son circunstancias de los individuos que han construido en el devenir y cada una de esas circunstancias está definida en condiciones y contextos específicos de la sociedad; es decir, que no se puede dar cuenta de ello al margen del momento histórico en el que se desarrolla los grupos sociales (Almeida, 2015).

Por lo expuesto, resulta imprescindible instaurar una radicalidad que critique, resista y recrea otras maneras de pensar, sentir y actuar alternas al paradigma en salud dominante enfocado fundamentalmente en la curación de las enfermedades (Ferrara, 1985).

2. Modelo Médico Hegemónico (MMH)

Al interior del paradigma en salud se consolidó el llamado Modelo Médico Hegemónico (MMH), basado en la biomedicalización de la salud y de la vida, a través del monopolio del conocimiento y las prácticas asistenciales con la molecularización, la genetización, la responsabilidad individual y el potencial "paciente en espera"[18]. y la gestión de riesgos de la epidemiologia tradicional sobre los comportamientos del sujeto (estilo de vida) por fuera de las determinaciones sociales y ambientales de la salud (McKeown, 1982). Así, la epidemiologia biomédica actual está centrada en dos dimensiones sanitarias: la biológica y la cuantificable de las enfermedades y sus efectos colectivos (Nunes, 2009).

De este modo, el papel principal sea ocupado por el médico alópata, quien, ante el enorme cúmulo de conocimientos, opte por especializarse. La hiperespecialización médica, conduce a la fragmentación de la atención con la tecnología más avanzada posible,

[18] Nunes lo califica bajo el concepto de *homo medicus*. Ver Nunes, R. (2009). "Salud, derecho a la salud y justicia sanitaria" en *Revista Crítica de Ciencias Sociales*, No 87, págs. 143 – 169.

ocupando los hospitales la centralidad en la organización de los sistemas de salud al concentrar recursos, equipamientos y especialistas.

En este contexto, los sujetos padecientes deben transitar verticalmente desde los niveles de menor complejidad tecnológica hasta los más altos y regresar nuevamente al primer nivel según el modelo de referencia y contrarreferencia. Este modelo instituido resulta más útil para la organización del sistema que para los pacientes, quienes peregrinan de un lado al otro a través de los niveles o, finalmente, desisten cuando el costo del peregrinaje (financiero, en tiempo, en cansancio) supera al beneficio percibido (Kornblit y Mendes Diz, 2007).

Históricamente, la clínica, y por ello también la epidemiología convencional clásica construyeron la enfermedad tomando como anclaje fundamental la biología, otorgándole a su vez un carácter individual. Desde el paradigma biomédico tecnocrático, con una visión positivista dc la realidad, se reduce el sujeto a un individuo sin voz ni historia, se lo reduce a un cuerpo biológico. Esto es así porque se reconoce que históricamente las nociones de sujeto y subjetividad han estado ausentes en la epidemiología tradicional (Augsburger y Gerlero, 2005).

En sintonía, Menéndez (2005) plantea que el MMH opera hegemónicamente tanto en la formación académica como en el sentido común de la mayoría de las sociedades occidentales, por lo cual no atraviesa sólo la formación de profesionales sino también a la sociedad civil que es a su vez la que también sostiene el mencionado modelo con legitimidad.

Por lo expuesto, la atención en salud tiende a ser asistencialista y episódica pues se concreta cada vez que el sujeto enferma o padece una enfermedad crónica, Estos episodios requieren forzosamente la presencia del usuario y del profesional en un aquí y ahora, medidos en términos de productividad en cualquiera de los niveles. En este sentido, se concibe la calidad de la atención bajo estos términos: mientras más se hace, mejor es el servicio.

Se requiere el control de los costos a partir del ajuste de tiempos y recursos utilizados, dejando en un segundo plano el impacto en la calidad. El desafío a futuro es, pues, lograr que el concepto de calidad y accesibilidad, ya no estén adosados a los procesos curativos en la relación estrecha médico/a-paciente, sino también integrados en las intervenciones preventivas participativas a nivel comunitario (Ruelas Barajas, 2011).

Las características señaladas del MMH fueron profundizadas por las reformas neoliberales de fines del siglo XX y comienzos del siglo XXI en el sector salud en América Latina y el Caribe, expandiendo la presencia hegemónica del discurso médico en la vida colectiva y singular del sujeto y la mercantilización de la salud a través de la privatización y desregulación del servicio, la flexibilización laboral, el uso indiscriminado de la aparatología y la farmacología médica (Ugalde y Homedes, 2005; Stolkiner, 2013).

Así, se generaron condiciones de deterioro de la salud, de la calidad de vida y de los derechos de la población, a la vez, que configuraron un escenario de convergencia de protesta, movilización y lucha social contra estos efectos negativos (Borrero Ramírez y Echeverry López, 2011). Por lo cual, resulte clave cuestionar el paradigma en salud y su expresión en el MMH en tiempos de avances de lógicas neoliberales para abrir un nuevo espacio ontológico/epistémico/político que articule nuevas perspectivas de agencia y acción colectiva en el marco de la salud, los derechos y la ciudadanía.

En sintonía con lo expresado más arriba, la concepción de salud y enfermedad depende de las definiciones que las personas y los grupos tengan sobre su padecimiento las que condicionarán los tipos de ayuda a buscar. De ser así, la construcción del concepto salud y enfermedad no puede entenderse fuera de su marco sociocultural, ya que los valores, representaciones, roles y expectativas de les sujetes individuales y colectivos van configurando lo que cada uno entiende, vive y padece y, por lo tanto, como resuelve cotidianamente cómo cuidar la salud y cómo recuperarla cuando se ha deteriorado, siendo éste un proceso dinámico no sólo desde la propia experiencia personal/colectiva sino también en relación al contexto que la determina (Gómez López y Rabanaque Hernández, 2005).

Este complejo mundo de creencias y valores, normas, conocimientos y comportamientos ligados explícitamente a la salud y enfermedad interaccionan permanentemente con el MMH y dan cuenta no sólo de las modalidades de gestión de la salud, sino también de la relación que los sujetos tienen con su cuerpo, con la alimentación, con los hábitos de vida, con el tiempo libre, y con el conjunto de los servicios sanitarios, entre otros aspectos (Kornblit y Mendes Diz, 2007).

Estos factores configuran distintos modos de percibir, pensar, valorar, sentir y de actuar, con una diversidad de significaciones que se atribuyen al hecho de estar sano o enfermo, donde aspectos interseccionales como la clase social, la edad, el género, la etnia y las condiciones materiales de vida, tienen una multiplicidad de expresiones y relaciones sinérgicas.

3. Percepción de la salud-enfermedad y utilización de los servicios de salud

En general, el modelo de atención de la salud gira alrededor de una oferta instalada de servicios de salud estatales o privados, organizada a partir de la demanda espontánea de la población (Belmartino, 2010).

El acceso a la atención depende pues, en gran medida, de la predisposición que tenga cada uno de los sujetos para demandar ser atendidos y de las barreras de accesibilidad con las que se encuentren al intentar acceder a los servicios de salud. Es así que, servicios de salud y usuarios, interactúan tardíamente en la historia social, psíquica y biológica del proceso salud-enfermedad-atención-cuidado (Tobar, 2008).

Por su parte, la concepción de salud y enfermedad depende de las definiciones que las personas y los grupos tengan sobre su padecimiento las que condicionarán los tipos de ayuda a buscar (Travassos y Martin, 2004).

La construcción del concepto salud y enfermedad no puede entenderse fuera de su marco sociocultural, ya que los valores, representaciones, roles y expectativas de les sujetes individuales y colectivos van configurando lo que cada uno entiende, vive y padece y, por lo tanto, como resuelve cotidianamente cómo cuidar la salud y cómo recuperarla cuando se ha deteriorado, siendo éste un proceso dinámico no sólo desde la propia experiencia personal/colectiva sino también en relación al contexto que la determina (Gómez López y otros, 2005).

Este complejo mundo de creencias y valores, normas, conocimientos y comportamientos ligados explícitamente a la salud y enfermedad interaccionan permanentemente con la medicina hegemónica institucionalizada y dan cuenta no sólo de las modalidades de gestión de la salud, sino también de la relación que le sujete tiene con su cuerpo, con la alimentación, con los hábitos de vida, con el tiempo libre, y con el conjunto de los servicios sanitarios, entre otros aspectos (Kornblit, 2007)

Estos factores configuran distintos modos de percibir, pensar, valorar, sentir y de actuar, con una diversidad de significaciones que se atribuyen al hecho de estar sano o enfermo, donde aspectos interseccionales como la clase social, la edad, el género, la etnia y las condiciones materiales de vida, tienen una multiplicidad de expresiones y relaciones sinérgicas (Frenk, 1985).

De este modo, la utilización del sistema de salud es el resultado de un proceso que se inicia con la percepción de un problema de salud que se convierte en necesidad, y ésta en demanda de algún tipo de atención y cuidado. Se considera que hay utilización cuando esta demanda es realmente satisfecha por algún sistema de salud, formal o no (López y otros, 2006; Llovet, 1984)

La percepción del dolor o de un malestar está atravesada por una serie de factores que tienen que ver con condicionantes estructurales, pero también con la propia experiencia de vida y se inscribe dentro del proceso general de percepción individual, grupal y colectiva (Kleinman, 1986).

Sin embargo, éstos son aspectos poco considerados al momento de intervenir desde el sistema formal de salud, ya que representan un corte en un proceso que no siempre es visualizado por el profesional. Antes de que la persona efectúe la demanda y utilice el servicio sanitario, muy probablemente haya realizado algún tipo de acción, que responde a lo que se denomina autocuidado (Menéndez, 2004).

Estas acciones sostenidas en el saber práctico cotidiano se van modificando mediante el contacto y la mezcla con diferentes grupos sociales, tanto de pertenencia como de aquellos grupos de la salud institucionalizada con sus discursos y sus propias percepciones (Gegúndez-Fernández, 2008).

Lo anterior, desencadena un conjunto de prácticas multiformes, de las cuales sólo una es o puede ser la utilización del sistema de salud . Este recorrido previo a la demanda, no sólo no es tomado en cuenta por el efector de salud, sino que en muchas ocasiones la "mirada" del paciente acerca de su problema, se relativiza como dato a considerar al momento de la intervención sanitaria, desde el diagnostico, la terapéutica y cuidado programado (Landini, Cowes y D'Amore, 2014).

Esta ausencia de interés por parte de la institucionalidad de salud se sostiene con la medicalización continua del proceso, donde la mirada del propio sujete o las acciones que pudo haber realizado no cuentan porque carecen de valor terapéutico, pero, además, revela que la realidad sociocultural es pensada por los operadores del sistema sanitario como un acto individual, orgánico y puntual. El acto de intervención es un recorte temporal (el aquí y ahora de la consulta), y socioespacial, no toma en cuenta el contexto y condiciones de vida del paciente y menos aún sus creencias (Menéndez, 2005).

Dado esta situación, resulta fundamental su exploración, registro y análisis para comprender mejor e integralmente el proceso salud-enfermedad-atención-cuidado- Esto es, considerar tal proceso no solamente como hechos del mundo de la naturaleza sino también como hechos del campo de las relaciones sociales que implican valoraciones subjetivas, contextos emergentes y situaciones de poder de dominio y subalternadas.

En la actualidad, los servicios de salud están organizados a partir de la demanda, es decir, dan respuesta sólo a la población que tiene posibilidades de acceder a los mismos (Arredondo y Nájera, 2008).

Por lo tanto, el sistema de salud solo recoge y procesa información de la población que demanda asistencia en los diferentes centros de salud del primer, segundo y tercer nivel. Resulta escasa la información de la población general en términos de percepción, conductas, hábitos, situaciones y contextos de los territorios programáticos de dichos efectores, en especial los correspondientes al primer nivel de atención (unidades sanitarias), destinados a la promoción, prevención, atención y cuidado de la salud de las comunidades de referencia. A pesar de ello, el paradigma actual nos muestra un sistema centrado en el nivel hospitalario (Tobar, 2018).

Este déficit de información genera inequidades en el acceso, la utilización y la calidad a la atención y el cuidado de la salud ya que el sistema no reconoce y prioriza a quienes tienen mayores necesidades ni tampoco programa, ejecuta y evalúa dichas acciones a futuro (López, Findling y Abramzón, 2006).

De allí, entonces, la necesidad de obtener información y conocimiento relevante acerca de les individuos, grupos sociales y colectivo en general, referidos a los factores condicionantes que inciden sobre la salud-enfermedad de las comunidades -más allá de los estándares establecidos por la Epidemiologia convencional-, y planificar a posteriori una gestión de Salud Colectiva más integrada y equitativa de carácter universal y solidaria.

4. Epidemiología clásica convencional

La Epidemiología estudia los procesos de Salud-Enfermedad-Atención-Cuidado (SEAC) que afectan a la población. Se interesa por conocer las características de los grupos que se ven afectados; cómo se distribuyen geográficamente y en el tiempo los eventos de Salud y Enfermedad; con qué frecuencia se manifiestan y cuáles son las causas o factores asociados a su surgimiento.

Según la definición clásica del epidemiólogo Elkin, podemos entender a la epidemiología como la ciencia que estudia las causas de la aparición, propagación, mantenimiento y descenso de los problemas de salud en poblaciones, con la finalidad de prevenirlos o controlarlos (Last, 2000).

De este modo, conocer y comprender los eventos que ocurren en cierta población requiere describir y analizar el contexto en el que éstos se producen. Ello permite analizar las causas de las enfermedades y actuar para su promoción, prevención y control.

Para Almeida-Filho y Rouquayrol (2011), la Epidemiología no trata directamente con la enfermedad, sino que su objeto, es la relación entre el subconjunto de enfermos y el conjunto de la población de la cual hace parte, constituyéndose como una de las principales ciencias de la información en salud. Por eso, trata de identificar factores, atributos o propiedades que posibiliten reconocer grupos menos vulnerables en relación con un cierto problema de salud

En la llamada Epidemiología clásica, la función principal es determinar la frecuencia y las tendencias de exposición a factores o marcadores que se asocian con daño o enfermedad. Se denominan marcadores de riesgo a aquellos atributos que se asocian con un riesgo mayor de ocurrencia de una determinada enfermedad y que no pueden ser modificados (pues la exposición a los marcadores no puede ser evitada). En cambio, la presencia de los factores de riesgo puede ser controlada y prevenida antes del desarrollo de la enfermedad (López-Moreno, Garrido-Latorre y Hernández-Ávila, 2000).

La Epidemiología convencional se ocupó del estudio de los factores que causan o están asociados con la enfermedad, así como también del estudio de la prevalencia, incidencia y distribución de las enfermedades que afectan a poblaciones humanas con el objetivo de determinar las formas de prevención y control de estas enfermedades.

Una vez identificados los factores determinantes de la generación y desarrollo de la enfermedad o de la conservación del estado de Salud, la Epidemiología puede evaluar las necesidades de atención y recursos para satisfacer dichas necesidades y medir la eficacia de las medidas implementadas.

El énfasis inicial de la Epidemiología estuvo en el estudio de las enfermedades infecciosas consideradas "epidemias" tales como el cólera o la viruela, las cuales constituían un serio problema de salud de las poblaciones.

A medida que se ha ido logrando mayor control sobre las epidemias y se ha aumentado la expectativa de vida de las poblaciones, el interés se fue desplazando de las enfermedades infecciosas a las enfermedades crónicas y se tiende a pasar de los estudios basados en la observación, con escaso tratamiento estadístico de los datos, a estudios, en su mayoría experimentales, con sofisticados modelos de análisis estadísticos, como por ejemplo, los ensayos clínicos (Mc Mahon y Pugh, 1981).

De este modo, se impone en la investigación epidemiológica el modelo multicausal, es decir, un sistema lógico causa, que propone una noción de riesgo, definida simplemente como un juego de probabilidades de instalación de enfermedades, dada una serie finita de factores de exposición. Este traduce la lógica causal en términos probabilísticos (Rothman y Greenland, 2005). .

En 1970, el conocido epidemiólogo Brian MacMahon introduce y formaliza la "Red de causalidad" y la idea de la 'caja negra'. Una metáfora general de identidad contenida, cuyos procesos interiores son escondidos al observador. En este modelo se propone que "las relaciones establecidas entre las condiciones participantes en el proceso (denominadas causas, o efectos, según su lugar en la red) son tan complejas, que forman una unidad imposible de conocer completamente ocultos al observador.

Por lo tanto, la epidemiología convencional se limita a la búsqueda de aquellas partes de la red en las que es posible intervenir efectivamente, rompiendo la cadena causal y haciendo innecesario conocer todos los factores intervinientes en el origen de la enfermedad (Lilienfeld y Liliefeld, 1986).

Bajo esta línea, ha resurgido el interés por la Epidemiología desde espacios relacionados con las políticas sanitarias y/o la administración de la Salud con miras a brindar servicios más oportunos y eficaces. Pero más allá de estos múltiples intereses, la tendencia siempre fue y será descubrir las causas de Salud y de Enfermedad para profundizar su comprensión con la esperanza de contribuir a mejorar las condiciones sanitarias de la población. (McMahon. y Pugh, 1981).

Para Osuna (1973), la Epidemiología, más allá de sus aportes de investigación, es una disciplina que tiene aplicaciones muy significativas para la prevención de los daños a la Salud de la población y para la planificación, ejecución y evaluación de los Servicios de Salud.

Siguiendo al clásico trabajo de Rothman (1973), los estudios epidemiológicos modernos permiten, entre otros:

1. Identificar grupos humanos que requieran ser atendidos prioritariamente y relevar sus necesidades y tendencias en la utilización de los Servicios de Salud para tomar medidas correctivas.
2. Estimar la situación de Salud de la población y sus tendencias a través de tasas de morbi-mortalidad según sexo, edad, área geográfica y características socioeconómicas (persona, lugar y tiempo).
3. Analizar los niveles y las tendencias de exposición de la población a los factores biológicos, sociales, económicos, culturales, políticos y ambientales.
4. Facilitar la planificación y programación de acciones de Salud.
5. Medir el impacto de los Servicios de Salud y de las intervenciones, así como la eficiencia y eficacia de las decisiones adoptadas.
6. Identificar opciones tecnológicas efectivas y seguras que se adapten a la realidad analizada.

En resumen, la Epidemiología clásica se basa en el enfoque individual en el análisis de los problemas de salud, lo cual, reduce la sociedad a un mero epifenómeno, la suma de disposiciones, creencias, decisiones y acciones de los individuos que a ella pertenecen. Aún cuando aparecen variables sociales, económicas y culturales en estos estudios, habitualmente son tratadas como si fueran atributos de individuos y no de grupos o sociedades.

En ese sentido, es interesante el debate que sobre este modelo teórico ofrecen Susser y Susser (1996), en el cual afirman al referirse a sus limitantes que:

"Los problemas de salud impulsados por los problemas sociales señalan a la ubicación de los apuros subyacentes. El paradigma de la Caja Negra no solamente no aclara la fuerza social o su relación para la salud. El enfoque sobre poblaciones está en general dirigido a las personas individuales dentro de ellos. La prevención en el nivel social, conceptualizado comointervenir con personas individuales" (pág. 8).

5. Epidemiología crítica sociocultural e histórica

El paradigma contra-hegemónico de la Epidemiología crítica sociocultural o socio-etnoepidemiología histórica se presenta como una mirada crítica y superadora de la postura biomédica y epidemiológica clásica (Breilh, 2003; Martínez, 2013; Almeida, 2015).

Para Jaime Breilh (2003), la Epidemiología tradicional percibe al mundo de manera fragmentada, con una idea de la realidad dividida en factores y en riesgos, en relaciones lineales de causa-efecto, donde sólo se pretende vincular el factor causal con otro fenómeno, como un indicador de enfermedad, buscando percibir si están asociados o no, por medio de una prueba matemática, basada en una práctica funcionalista que sólo busca reducir la acción a la corrección de riesgos para sostener el statu quo.

Como señala Almeida Filho (1999):

"es engañoso aplicar mecánicamente un modelo que concede el mismo peso a factores que, por su naturaleza, deben ser diferentes. La adopción mecánica de la multicausalidad ha desvirtuado el carácter social de la enfermedad y cuestiona que el componente biológico de los procesos de salud colectiva siempre tenga un carácter determinante, por lo cual propone reexaminar estos fenómenos a la luz de su determinación histórica, económica y política. El propósito principal de la investigación epidemiológica debe ser la explicación de la distribución desigual de las enfermedades entre las diversas clases sociales, en donde se encuentra la determinación de la salud-enfermedad" (pág. 78).

Por lo tanto, el paradigma contra-hegemónico de la Epidemiologia crítica busca estudiar las contradicciones que determinan el modo de devenir de la salud, y para ello se trata de considerar y abordar dialécticamente los procesos de vivir según la dimensión general (la sociedad en general), la dimensión particular (los modos de vida de los grupos ubicados en diversas posiciones de la estructura de poder), y la dimensión singular (los estilos de vida personales) (Breihl, 2015).

Para ello, dicha Epidemiología se encomienda estudiar los procesos de salud-enfermedad-cuidado desde una mirada dialéctica y en relación con los contextos sociohistóricos, en el marco de la salud colectiva o medicina social latinoamericana. Estos contextos dan cuenta de las condiciones materiales de existencia, la estructura socio-económica y la producción de desigualdad como bases constitutivas del patrón de poder actual (SMCCP).

Esta Epidemiologia alternativa cuestiona los distintos proyectos de del SMCCP para visibilizar y analizar los determinantes socio-políticos, económicos y culturales que atraviesan inevitablemente los PSEAC y traducir en clave latinoamericana decolonial en procura de una transformación social para la dignidad, la equidad y la justicia de los pueblos (Almeida-Filho, 2000; 2006). .

El enfoque socialcultural tiene antecedentes en los primeros estudios epidemiológicos, cuando aún no se había desarrollado la teoría del germen. Sostiene que la salud es una consecuencia de determinantes sociales y no sólo de características individuales y que la estructura social influye en la salud pública.

Se trata de establecer similitudes y diferencias en la estructura social y la forma en que viven las poblaciones, asumiendo que los daños o problemas de salud, que se presenten, dependerán de cómo está organizada la sociedad y cuán extendidos se encuentren ciertos modos de vida nocivos para la salud de las poblaciones (Alarcón, 2009).

De este modo, los daños a la salud se han sucedido de acuerdo a grandes determinantes histórico-sociales más que a factores específicos, y son los cambios ambientales, demográficos, económicos y sociales los que en última instancia determinan el estado de salud. Estos cambios no sólo afectan a las poblaciones, sino a los factores causales y a la forma de relacionarse con ellas (Osuna, 1973).

El estudio sociológico de los determinantes de la salud-enfermedad examina los factores objetivos, el carácter socialmente construido de las categorías de conocimiento, y las luchas y relaciones de poder que determinan la viabilidad o no de tales categorías (Castro, 2016).

Por su parte, los símbolos sociales juegan también un rol principal como factores de facilitación de los comportamientos de riesgo para la salud. Ellos llegan a ser incluso, en ciertos casos, verdaderos factores de riesgo, y deberían en consecuencia, al igual que los otros, ser integrados en las investigaciones epidemiológicas y llegar a ser metas prioritarias para proyectar y plasmar una Salud Colectiva alternativa. (Massé, 1995).

En esta línea, los enfoques híbridos que acompañan a la socio-etnoepidemiología, -por caso, la comprensión de la simbología de los diagnósticos e intervenciones populares en la salud de las comunidades-, resultan de gran importancia, no solo para refinar los métodos para medir el estado de salud de la población, sino también para informar las intervenciones preventivas.

Los diagnósticos populares, por un lado, establecen el carácter tolerable, aceptable e incluso deseable de ciertas enfermedades; y, por otro, condicionan la actitud del individuo ante los factores de riesgo que están asociados con ellos (Borroto, Somarribas y Chamizo, 1994).

A tal fin, resulta nodal construir un enfoque y una praxis transdisciplinaria en dialogo desde el cual interpelar la formación de las y los trabajadores de salud y de salud mental para construir el objeto "salud" desde el paradigma de la complejidad (Morin, 2007; De Souza Minayo, 2008).

Por lo cual, se busca principalmente tomar cuenta de los contextos sociohistóricos y de la producción social de los problemas de salud mental, necesitando construir un posicionamiento ético-político-epistémico crítico desde el cual visibilizar las condiciones materiales de existencia y la desigualdad como partes intrínsecas del campo de la SC (Augsburger y Gerlero, 2005; Breilh, 2015).

De lo que se trata en SC es de recuperar los saberes de una epidemiología crítica para constituir un prisma que sea capaz de capturar la vivencia y la historia de los sujetos, y no ya la enfermedad como algo estático, biológico e individual, sino como producto sociohistórico y colectivo.

Por eso, resulta importante interpelar el paradigma biomedico/farmacologico oisitivista y el MMH que fueron incorporados de manera acrítica, y buscar así co-construir una epidemiología que aborde los determinantes sociopolíticos, económicos y culturales, la intersubjetividad, y la complejidad de la trama de los procesos de vivir, padecer, enfermar y sanar.

Uno de los desafíos radica, entonces, en poder superar tanto la visión dicotómica salud–enfermedad como la visión positivista de linealidad causal (causa–efecto), para encomendarse en el estudio de los determinantes sociales, políticos, económicos y culturales que constituyen el PSEAC y abordarlos desde el paradigma de la complejidad, la praxis transdisicplinaria y el diálogo de saberes y vivires intercientifico e intercultural en el marco de una mrada mas amplia y profunda como resultan de las Epistemologías críticas contra-hegemónicas.

9. ESTUDIO DE CASO

1. Las estrategias de agenciamiento de los inmigrantes bolivianos cochabambinos en el Barrio La Favela, La Plata, Argentina, 2022

La cuestión que abordamos en este capítulo da cuenta de las estrategias de agenciamiento de los inmigrantes bolivianos cochabambinos que habitan en el barrio "La Favela" de la ciudad de La Plata, Argentina, durante el año 2022.

El estudio de indagación ha intentado explorar los saberes, sentires y prácticas cotidianas de les inmigrantes adultes a través de sus narraciones de vida en un territorio urbano de la periferia platense atravesado por procesos de subalternizacion y estigmatización por la intersección de clase, raza, nación y género.

La idea primegenia que hemos asumido buscó restituir la subjetividad y autoridad de la voz corporizada del otro situado vía -traducción mediante-, sus propias categorías cognitivas, saberes y sentires. Por eso, resultó imprescindible desnaturalizar, deconstruir y descolonizar el discurso de la modernidad colonial imperialista estructurado a partir de la contraposición nosotros/ellos y centro/periferia y en torno a la cual se ha configurado el saber hegemónico occidental (Said, 2007).

1.1 Antecedentes conceptuales

Los estudios de carácter cuantitativo (macro estructurales) y cualitativo (micro casos) o multimetodo acerca de la población migrante boliviana en el espacio de la Región Metropolitana de Buenos Aires (RMBA) –incluído el Gran La Plata-, Argentina, se han focalizado, en los últimos treinta años, sobre dos grandes temáticas:

Una, referidas al mercado laboral y las estrategias desplegadas por las familias migrantes en busca de movilidad social a través del acceso a la tierra, las redes de comercialización propias y contacto frecuente con las comunidades de origen y de llegada (migración trasnacional). Se han analizado el establecimiento de redes sociales entre migrantes de una misma localidad boliviana y sus impactos en el mercado de trabajo local asociados con la producción hortícola periurbana y/o con la construcción urbana y la producción de vestimenta e indumentaria (Benencia 2005; Maguid, 2010) A este grupo se agrega las investigaciones particulares en salud laboral acerca de las condiciones de vulneración social, explotación y riesgo de trabajo en talleres clandestinos (Goldberd, 2014) y, desde un enfoque de género, la modalidad de inserción y las experiencias ocupacionales de las trabajadoras domésticas en casa particulares (Courtis, 2010).

Dos, los estudios que han referido a las experiencias urbanas de este colectivo en relación con los procesos de construcción identitaria, lugar, diferencia y desigualdad social (Gavazzo, 2004 y Sassone, 2007) Los análisis se han desplegado entorno a la estigmacion territorial, es decir, representaciones sociales que asocian a una persona o a un sector social con determinadas características socialmente negativas (el delito, la anomia, la suciedad, la promiscuidad, incluso la contaminación) por el lugar donde viven y a los fenómenos de racializacion (Margulis 1998). Estas diversas situaciones de interacción cotidiana estigmatizadas racialmente, han acompañado a los migrantes tanto en los espacios residenciales socialmente heterogéneos donde habitan y donde la nacionalidad, la etnia y la raza importan, como mucho más allá del lugar de residencia: en el espacio público, en el transporte público, en las instituciones educativas y sanitarias, en el ámbito laboral, entre otros.

De este modo, se ha explicado la espacialización urbana a partir de criterios socioeconómicos, resaltando la heterogeneidad racial y cultural de los espacios segregados, procurando mostrar la imposibilidad de comprender estos procesos en clave unidimensional y, en lugar de ello, han indagado la relevancia de las intersecciones de clase, nacionalidad, género, raza, etnia y otras dimensiones en la estructuración y el uso del espacio urbano (Grimson, 1997)

Por otro lado, otras investigaciones han atendido no sólo la posición y localización geográficas de los migrantes sino también sus lógicas de circulación por la ciudad

(Caggiano, 2005). Estos estudios han intentado superar la visión de la ciudad como un simple mosaico de mundos homogéneos (raciales, étnicos o de clase) que entran en relación más o menos conflictiva, para avanzar hacia una mirada compleja donde la producción de diferencias, desigualdades y alteridades resulta de una dinámica de intercambios, encuentros y trayectos en disputa y tensión.

De la convergencia de estudios desplegados en estos últimos años en referencia a la inmigración boliviana ha surgido como conclusión que el territorio urbano, suburbano y rururbano es el escenario resultante de la sedimentación de constricciones, fronteras y prescripciones, y, en cuanto tal, condiciona a los actores (individuales y colectivos); a la vez, ha sido el producto inacabado de prácticas que no se reducen a esos condicionamientos y que han desafído esas constricciones y fronteras (estrategias de resistencia y agenciamiento) y han alterado sus propias realidades socio-espaciales.

Las luchas abiertas y las presiones sutiles en el uso del espacio también pueden apuntar al corazón de la regulación de alteridades, por caso, la construcción identitaria boliviana y sus tensiones entre la preservación y el cambio en el tiempo y en el lugar.

En síntesis, la producción y reproducción de espacios han ido de la mano de la producción y reproducción de alteridades y de los modos de desafiarlas. Consideramos en este sentido la posibilidad de explorarlas y elucidarlas de manera interseccional (nación, clase, género, raza y etnia) y desde una perspectiva más amplia e integral asociada con el giro decolonial.

1.2 Aspectos metodológicos

Los diferentes modos de agenciamiento de los inmigrantes cochabambinos han sido abordados cualitativamente a través del estudio de caso[19]. Dicho estudio implica una

[19] El estudio de caso en las ciencias sociales se ha usado para abordar fenómenos que tienden a sobresimplificarse o a menospreciarse por su complejidad. Ver Borges Mendez, R. (1995). *El estudio de caso.* Magister en Gestión y Políticas Públicas, Santiago de Chile. Para ampliación ver Cohen, N. y Rojas

pesquisa empírica profunda y multifacética que investiga un fenómeno contemporáneo en un contexto real, utiliza varias fuentes de evidencias o datos y cuyo abordaje suele ser cualitativo (Borges Mendez, 1995). También se ha utilizado la entrevista en profundidad, con el fin de estudiar las narraciones singulares construidas por los sujetos entrevistados. De este modo. las experiencias particulares de las personas recogidas a través de los relatos de vida[20] han representado la posibilidad de recuperar los sentidos, vinculados con las experiencias vividas, que se ocultan tras la homogeneidad de los datos que se recogen con las técnicas cuantitativas (Demazaire y Dubar, 1997). A la vez, nos han permitido vislumbrar un mundo de significaciones, en ocasiones en torno de la intimidad, planteando también el desafio de volver a insertar los sentidos individuales atribuidos a la experiencia en el contexto social, demográfico, histórico y geográfico en el que surgen, única vía de trascender lo particular y construir un saber más denso sobre lo social (Kornblit, 2004). En tal sentido, hemos intentado reconstruir la estructura diacrónica del relato, vale decir, la sucesión temporal de los hechos relatados según sus relaciones de antes-después, e interpretado los avances y retrocesos presentes que no respetan esas secuencias son dos de las tareas que asumimos en este análisis.

De este modo, el género, la clase social, los grupos de referencia, las instituciones sociales, la trayectoria personal, las acciones, las representaciones sobre sí mismo y sobre el

---

G. (2019). *Metodología de la investigación, ¿para qué? La producción de los datos y el diseño.* CLACSO, Buenos Aires.

[20] Entendemos por relatos de vida a las narraciones biográficas acotadas por lo general al estudio de la investigación. Por regla se realiza una entrevista a personas que han transitado por la misma experiencia. Ver Arfuch, N. (2008). *El espacio biográfico*. Fondo de Cultura Económica, Buenos Aires. También Chase, S. (2012). "Investigación narrativa. Multiplicidad de enfoques, perspectivas y voces" en Denzin N. y Lincoln, Y. (coord.). *Manual de Investigación Cualitativa*. Vol. IV. Gedisa Ed., Buenos Aires. Meccia, E. (2019). "Una ventana al mundo. Investigar biografías y sociedad" en *Biografías y sociedad. Métodos y perspectivas.* Ediciones UNL – EUDEBA, Buenos Aitres.

interlocutor, han recultado condicionantes de las formas que asumen los fragmentos de relatos que exponemos.

Por lo expuesto, hemos tomado dos modalidades básicas, una, la hermenéutica[21], tratando de descubrir los significados que trasmiten los sujetos que relatan sus vidas, y, dos, la etnosociologica, para acceder a los diferentes contenidos del relato, que dan cuenta de relaciones, normas y procesos que estructuran la vida social.

1.3 Narraciones situadas

El espacio barrial[22] de nuestro acercamiento conceptual se lo ha conocido en la ciudad de La Plata con el nombre de La Favela, lugar estigmatizante donde se han trasplantado los

---

[21] La hermeneútica implica siempre un ejercicio de autorreflexión: conocer las condiciones y los límites de nuestro mundo de significados, al reconstruir las condiciones, los límites, de otro mundo de significados. Ver Fernández, A. (2007). *Las Lógicas Colectivas. Imaginarios, Cuerpos y Multiplicidades*. Ed. Biblos, Buenos Aires. Para profundizar en la temática ver Foucault, M. (1976). *Herméneutica del sujeto.* FCE. México y Guattari, F. y Rolnik, S. (2006). *Micropolítica. Cartografías del deseo*. Traficante de sueños, Madrid.

[22] En medio de una polisemia teórica, podemos dar cuenta del barrio como referencia a una diferenciación espacial, física y social, o a su sentido comunitario, es decir, al barrio como consumo colectivo al que tiene derecho cualquier ciudadano. Ver Gravano. A. (1995). "Hacia un marco teórico sobre el barrio: principales contextos de formulación". en: *Miradas urbanas, visiones barriales: diez estudios de antropología urbana sobre cuestiones barriales en regiones metropolitanas y ciudades intermedias*. Nordan Comunidad, Montevideo.

En todos los casos el «barrio» es una construcción histórica de sus habitantes, a través de experiencias compartidas, cuyas coordenadas de tiempo y espacio no necesariamente coinciden con los registros oficiales. Se trata de un espacio físico-emocional donde los ámbitos privados y públicos se confunden y entrelazan. Su tiempo histórico es, en la memoria de sus habitantes, un tiempo mítico anclado en un origen, con un antes y un ahora. Ver Barela, C. (2011). "Barrio y memoria: diferentes modos de ocupar el espacio urbano" en Necoechea Gracia, G. y Torres Montenegro, A. (comp.) *Caminos de historia y memoria en América Latina.* Imago Mundi, Buenos Aires..

rituales y las emociones que se palpitan en Cochabamba, Bolivia, una memoria popular devenida en sujeto territorial.

Los emigrados cochabambinos recuperan así, el espacio propio donde hacen sus prácticas y elaboran sus propios discursos en los que todos se ven reflejados. La emigración muestra también un rostro doloroso, el rostro del desarraigo, pues se fueron de su tierra para sobrevivir y reconstruir una nueva identidad a partir de la mezcla y la hibridación.

En nuestro campo de indagación, hemos destacado en primera instancia, que las experiencias individuales y colectivas de les inmigrantes cochabambinos están integrando tiempos y espacialidades de dos naciones (Bolivia y Argentina), en horizontes culturales, sociales y territoriales diferentes. Esto nos ha llevado a definir esta inmigración bajo el término transnacional, dado que se construye un campo socio-espacial que vincula simultáneamente el país de origen y el país de residencia.

De este modo, se ha detectado que los migrantes no rompen los vínculos con la sociedad de origen, por el contrario mantienen fluídas relaciones económicas, sociales y políticas con sus países a medida que se integran en la sociedad platense.

La idea del transnacionalismo[23] (Goldberg, 2016; Sassone, 2018) se fundamenta en la vida, actividad y relaciones sociales diarias de los inmigrantes, cuya condición de trabajo informal y precarizado, lo empuja a vivir en condiciones socioespaciales racializadas en permanente confrontación con las fronteras culturales de sus propias identidades colectivas construidas y reconstruidas.

Por lo cual, a través de los relatos de los sujetos hemos podido acercamos al entramado simbólico, imaginario y material de la cotidianeidad existencial de los inmigrantes del

[23] El enfoque transnacional surge como respuesta a los enfoques que centran el análisis del fenómeno migratorio en la sociedad receptora. Se define entonces al transnacionalismo como un proceso social donde los migrantes operan en campos sociales que traspasan fronteras geográficas, políticas y culturales, siendo que su vida cotidiana depende de las interconexiones entre diferentes fronteras. Ver Castronuovo, L. (2010). *Migraciones y pobreza. Migrantes bolivianos en la Ciudad de Buenos Aires*. FHyCE, UNLP, La Plata.

barrio "La Favela"[24]. En ese espacio se re-construyen identidades culturales y se manifiestan procesos de racialización[25] de las acciones cotidianas y de las relaciones de clase (Margulis, 1998) como formas naturalizadas de violencia interseccional en el territorio.

En este sentido, el sistema capitalista moderno colonial se constituye como articulador de todas las relaciones capital/trabajo, en función de un tipo determinado de sistema mundo. Paralelamente se conforma un entrelazamiento raza/trabajo, conformando el punto de partida de la modernidad eurocéntrica: la raza distribuye y clasifica a la población mundial en términos de las nuevas estructuras de poder. Así, el color de la piel se constituye como modo de dominación mundial.

En Latinoamérica y el Caribe, la división cultural del trabajo prepara el terreno para la racialización de las relaciones sociales y económicas. Ella refleja la superposición de significados y entramados que conforman las desigualdades sociales basadas en el color de la piel, determinando una prolongación de las categorías coloniales que se consolidaron en el siglo XIX según lo establecido por la colonialidad del poder (Quijano, 2000).

Como bien expresa la antropóloga Rita Segato (2007):

"[el] racismo, considerado ingenuo es letal para los no-blancos, es el racismo diario y difuso del ciudadano común, del "buen ciudadano" [...]; una costumbre cruel, de fondo violento, y que está basada

[24] El barrio popular "La Favela" se extiende sobre el límite N.O. de la cuadrícula de la ciudad de La Plata. Allí se encuentra parte de la comunidad boliviana de origen cochabambino y parte de las historias que interpretamos. "La Favela" ocupa el radio de ocho manzanas comprendido entre las calles 17 a 19 y de 528 a 530. Su denominación denota la estigmatización socio-territorial del lugar.

[25] Según Frantz Fanon, la división social en el mundo colonial no seguía las coordenadas de las clases, sino de las razas; era la pertenencia racial la que determinaba la posición de los sujetos en la jerarquía del sistema económico mundial. De esta manera, Fanon ponía en evidencia la importancia de las representaciones en el proceso social, esto es, la centralidad de la ideología y de las imágenes y estereotipos culturales ligados a la cuestión del racismo, para la definición de las relaciones entre los distintos grupos y para la construcción de identidades colectivas e individuales. Ver Fanon, F. (2009). *Piel negra, máscaras blancas*. Ed. Akal, Madrid..

en el ejercicio sistemático y enmascarado de la violencia psicológica, cuando interiorizada al no-blanco por medio del tratamiento diferenciado —que puede consistir, simplemente, en ignorar su presencia— o del maltrato verbal o gestual, y de la violencia moral, cuando se lanza sobre esa persona una sospecha respecto de su moralidad, honradez o capacidad" (pág: 62)

El racismo, se expresa bajo una idea dominante, la *blanquitud*. ¿Qué es la blanquitud? A diferencia de la blancura, que se basa en el color de la piel, en la corporalidad, la blanquitud es de orden moral-cultural e impuesto por la matriz colonial , y su éxito pasa por la invisibilidad, que justamente por ser dominante, tiene mayor posibilidad de circular, ser conocida y aceptada. Se impone en la cotidianeidad de los actos desde el sustrato histórico impuesto por el discurso del colonialismo (Cesaire, 1978).

La blanquitud está ahí, en estado natural, es algo normal. Toda nación moderna se construye a partir de un ethos común: el ethos capitalista colonial patriarcal. Y dicho ethos supone y prescribe la blanquización. Por tanto, toda nación moderna es blanquizadora. La blanquización es la meta del racismo moderno bajo su impronta étnica, basada en la piel, e identitaria, basado en la cultura (Bolivar, 2005)

De este manera, el pensamiento colonial procede por "contraposiciones estereotípicas", gracias a la cual el aparato discursivo ofrece la imagen de una alteridad sociocultural cerrada y atemporal. El estereotipo permite controlar lo que podría desestabilizar la propia identidad o visión del mundo. Así, el color de la piel, significante clave de la diferencia racial y cultural contenida en el estereotipo colonialista es el más visible de los fetiches, un dato de sentido común presente en los discursos culturales, políticos e históricos y en el drama racial cotidiano de les inmigrantes (Bhabba, 2004).

Por lo tanto, el racismo de la blanquitud debe ser visto como parte fundamental de una totalidad emergente e históricamente producida y reproducida –la modernidad eurocéntrica imperial-colonial-patriarcal, donde la violencia epistémica y la bestialización/animalización trabajan como dos procesos íntimamente integrados.

En este sentido, hemos dado cuenta de una serie de fragmentos de relatos de vida que nos hablan de los procesos dinámicos, discontinuos y sutiles de agenciamiento desplegados por los inmigrantes bolivianos cochabambinos.

Estos modos han moldeado y han construido subjetividades e identidades cambiantes – individual y colectiva-, que han consolidado márgenes de acción empoderadas por genuinos procesos de creación alternativos al interior de un lugar -"La Favela"-, que el peso de la historia ha marginalizado (en términos de clase y de genero) y racialmente estructura.

En consecuencia, podemos leer a través del relato de los protagonistas, por caso el ejemplo de como Doña Florencia[26] ha desplegado prácticas mundanas, informales, algunas difusas, otras precisas, que suponen estrategias y tácticas de resistencia y re-creación cotidianas.

"Iba a la feria, toda la verdura que los vendedores estaban por tirar la recogía y tenía para hacer escabechito y sopa (…) Con lo que mi marido ganaba, pude comprar utensilios para la cocina. Iba todos los días a la iglesia para que me dieran pan (…) Como mi hermana tenía un horno de barro, empecé a amasar pan, no solamente para mi familia sino para vender".

"Con el producto del trueque conseguí los ingredientes para hacer "salteñas" que vendo en la feria (...) Llevo al mercado verdura que recojo de la que desechan en la feria. La lavo bien lavada y la agrupo prolijamente en atados para ofrecerla (…) Traigo de los cajones que están votando, digo dame el cajón que te lo vacío. Ato ramitos de verdurita y vendo por un crédito".

Hubo agencia en el desarrollo de modos de vida, en el comportamiento, la forma de hablar, de percibir, de vestir, de andar, de comer, de gozar, de imaginar… de existir

"Yo hago sopa (…), agarro la cebolla, la zanahoria, todo lo picamos a la mano. Lo hago hervir largo rato. Si hay arroz le pongo y papas. En un platito pongo ají, tomate y picante (…) Así preparo la llasjhua para ponerle a la sopa. Para nosotros la sopa es fundamental".

"Para nosotros cada plantita es medicinal, tiene fuerza para curar. Yo tengo dolor de estómago, me tomo un mate de coca y enseguida se me va"

Hubo agencia en las propias actividades ocupacionales, recreativas, religiosas, en las historias personales, grupales y colectivas.

---

[26] Inmigrante cochabambina de 66 años de primera generación en el barrio "La Favela"

"Siempre vamos a la misa, somos devotos de Urcupiñá. Tengo comadre ahí. Cuando hay fiesta llevamos velas. Nosotros creemos mucho en las vírgenes y en los santos. Pagamos al cura, le decimos para esta virgencita queremos que le dé una misa. Para las fiestas de agosto en la placita vamos con mi marido. Yo vendo chicharrón y anticucho, que lo hago con corazón. Vemos bailar a los jóvenes y estamos con los paisanos"

A través de estos procesos ha sido posible acercarse al problema de las relaciones entre la construcción de sí mismo con las lógica del poder explicitadas más arriba, y la construcción de sí mismo como una manera en la que, desde el interior de las formas que hacen de nosotros unos sujeto/as, podamos apropiarnos de esas determinaciones y usarlas libremente.

"Al tiempo de estar acá me empecé a "avivar", entonces me enteraba que estaban repartiendo porotos, lentejas o fideos en Nuestra Señora de la Luz, y allá iba".

"Cuando sacamos el documento mi marido trabajaba y nos pudimos ir de lo de mi hermana. Con platita de mis hijos que yo ahorraba hemos comprado el terrenito, pero mal; el hombre se ha muerto, así que no me ha dejado todo al día. Al principio hemos comprado maderitas, toditos hemos estado ahí dentro".

Por otro lado, hemos entendido los agenciamientos de acuerdo a su contenido de posibilidades, de luchas, de creatividad y de deseo. Tal vez, hemos de pensar mejor si también nos referimos a acoplamientos, a resignificaciones e hibridaciones entre las aspiraciones y necesidades del inmigrante y los condicionantes de la sociedad receptora. Leamos, en este sentido, lo relatado por Eugenio Richard[27], donde han aparecido diversas estrategias y tácticas económicas de subsistencia, de resistencia y de formación laboral que han devenido en la construcción de un sujeto migrante empoderado y reconocido por la agenda productiva local (tallerista de ropa e indumentaria).

"No pasó mucho tiempo y cerramos la verdulería porque había problemas con el alquiler del negocio. Mientras dejamos eso, de nuevo vinimos a empezar de cero. No había trabajo, nada, no se sabían los precios ni nada, agarré una máquina y me fui a cortar pasto en bicicleta, para allá al fondo por Romero"

"Yo, ahora en cuanto me dé un poco de tiempo, voy a agarrar la bicicleta y voy a hacer un recorrido por Sudamérica. Tenía pensado hacer una vuelta por todo el mundo y apareció mi familia. No voy a hacer ese recorrido. Estoy esperando un poquito de tiempo. O sea ése es mi plan. Que baje un poquito el trabajo

---

[27] Inmigrante cochambambino de 48 años de edad y de segunda generación en el barrio "La Favela"

y me saque un poquito las deudas. O sea el mes no lo veo, igual que haga frío o calor. Siempre fue mi propósito. Lo pienso hacer solo. Quiero disfrutar de esos paisajes. Por ahí me voy a Mar del Plata, paso a Chile, por el sur".

"Yo quisiera después de todo este tiempo decir me pongo un criadero de gallinas o hago una quinta. O sea sacarme de la rutina ésta de trabajar y trabajar. Tener un poco más de paz, porque esto es muy acelerado. Si tuviese un taller me voy a trabajar al taller, trabajo de chapista o una quinta, algo para mantener, para cuidarla, entretenerme. Porque no soy de decir bueno tengo vacaciones y quedarme ahí, seguro que voy a andar con la mente diciendo ¿qué hago acá? Tengo que hacer algo para entretenerme, un rompecabezas, una maqueta, algo, o tallar o pintar, me gusta también. Pintaba paisajes de Bolivia, por ejemplo esa gente que está llevando cargas"

"Yo aprendí a soldar, a tapizar. Hice electricidad, tornería. Estuve estudiando allá en un instituto que era un instituto técnico, me vine me faltaba un año para terminar, para salir bachiller y justo me vine. Antes tenía el colegio y el instituto. Estudiaba a la mañana y a la tarde me iba al colegio. Mi madre para el estudio me empujaba, decía "dale, dale". Cuando era pequeño, sí me costaba, era medio distraído, donde me encaminé no paraba y cuando me amanecía estudiando mi vieja me decía "¿por qué estudias tanto?", pero "tengo que rendir" le decía. Me iba por las montañas ahí por los caminitos y rememorizaba para dar el examen y así salí bachiller y me vine acá"

Por otro lado, ha aparecido en este relato la figura del autoreconocimiento con las categorías erigidas desde las propias tensiones entre lo posible y lo deseable, entre los condicionantes estructurales y las aspiraciones de movilidad social imbricadas en esta configuración dinámica e inestable.

"A mis hijos los veo que van a seguir luchando. Mi hijo me dice que quiere ser rockero porque quiere que lo aplaudan. Y ¿qué más vas a ser?, le pregunto. "Voy a jugar en Los Tilos, donde juegan rugby". El futuro de mis hijos lo estoy viendo bien, por ahí me pasa algún día algo, quiero dejarles acomodados".

"Ellos tienen que aprender y crecer. No los puedo poner de un lado para otro. Yo tengo esto y aquí estoy. Nos tenemos que quedar acá a luchar. Si no luchás no salís adelante. Yo estoy satisfecho con lo que tengo".

En general, las narraciones expuestas nos han mostrado, por un lado, el irremediable destino que debe asumir el/la inmigrante cochabambino/a en relación con la pérdida dolorosa de ciertas formas de vida a cambio de encontrar otras nuevas. Esto supone, aceptar nuevas condiciones de trabajo, nuevas formas de insertarse en los grupos e instituciones autóctonas, una nueva forma de participar en la política, la cultura e incluso en los modelos de conductas cotidianas que se observan para ese país. Mudar de vida para emprender una nueva.

En otro aspecto, las narraciones nos ha indicado el proceso de empoderamiento de estos sujetos/actores mediado por su capacidad identitaria y organizativa al interior del barrio, que ha devinido en la construcción subjetiva tanto como trabajadores como sujetos sociales. Este tipo de agenciamiento político ha generado desde abajo, supone entonces, tanto desarraigo y tristeza como también resistencia, disputa y re-creación individual y colectiva cotidiana en territorios y temporalidades atravesados por la violencia interseccional.

1.4 A modo de cierre provisorio

La neocolonización del siglo XXI ha sido un fenómeno completamente novedoso, porque ha fundado y arraigado en dispositivos de dominación en las estructuras mismas de la producción y reproducción de la vida. Dichos dispositivos se manifiestan en:

a) el control de los medios de subsistencia que ha otorgado materialidad a la dominación, haciendola estructuralmente más estable y duradera;
b) la naturalizacón de las diferencias y el arrinconamiento de las identidades colectivas;
c) la guetificación de dichas identidades en un purismo etnocéntrico;
d) la agudización de las desigualdades;
e) la demarcación de las fronteras de lo humano a partir de una clasificación antropológica racista que sostiene a la división social -al estilo castas-, y a la división mundial del trabajo; y
f) la transferencia sistemática de humanidad, de los subalternos a los dominantes de aquí y de allá, del Norte y del Sur.

De este modo, hemos observado en la exploración del universo del estudio de caso presentado, la emergencia y conjunción dialéctica de dos dimensiones del mismo proceso histórico: la microhistoria del espacio de estas narraciones articulada y subsumida a la macrohistoria de los enclaves de pobreza en la Argentina.

Estos enclaves han presentado elementos de continuidad y discontinuidad. Hubo continuidad en el sentido que los mismos han experimentado los efectos acumulativos de las desventajas económicas desde su origen. Territorios cuasi desiertos y no aptas para el poblamiento urbano, como resulta de este lugar de la periferia de la ciudad de La Plata, transformado por los migrantes cochabambinos en sus moradas estigmatizadas de supervivencia y agenciamiento.

Hubo discontinuidad, porque estos territorios y sus territorialidades sufrieron el efecto devastador del masivo crecimiento del desempleo, la precariedad laboral y la marginalización durante los años del régimen neoliberal. Así, continuidad y discontinuidad se han potenciado mutuamente para generar y asumir una nueva forma de relegación en este enclave barrial, cuya manifestación más ostensible ha sido y es la deshumanización de la vida cotidiana.

Eso ha sido un breve acercamiento, pero también, una apertura a un territorio/territorialidades: el barrio "La Favela" de la ciudad de La Plata. Un gueto urbano estigmatizado, vedado y clandestino, donde las voces, las producciones y las experiencias cotidianas son silenciadas: "sociología de las ausencias" en palabras de Souza Santos (2002).

Un efecto corpóreo/territorial disciplinador entre lo invisible y lo in-audible (Bidaseca, 2017), que también ha sido la emergencia de un espacio de resistencia, de lucha, de deseo, de creación y de esperanza. Pilares de otras memorias y diferentes modos de vivir (Antonacci, 2016)

Hemos de suscribir, pues, a un dialogismo con la multiplicidad del "Otro", a partir de un posicionamiento epistémico, ético y político, que nos permita consolidar el arduo y apasionado trabajo de descolonizar el saber y, -desde nuestra propia contingencia histórica-, nos aleje del monologismo cultural y nos acerque a la diversidad y a la igualdad de lo humanamente vivible.

10. APERTURAS

Las aproximaciones conceptuales desplegadas a lo largo del capítulo invitan a repensar la investigación científica, en general, y los problemas de la Salud Colectiva, en particular, desde otras perspectivas a las tradicionalmente planteadas y de las cuales se pueden dar lecturas y soluciones alternativas.

El concepto de salud es un producto socialmente construido, desarrollado en contextos históricos específicos, y es sostenido por un entramado ideológico vinculado de manera estrecha con los valores dominantes de la sociedad, impuestos por los grupos hegemónicos que defienden sus intereses particulares (Gómez-Arias, 2018)

En este sentido, resulta fundamental retomar los aportes críticos de la perspectiva decolonial y de las Epistemologías del Sur en torno a la matriz moderna/colonial impuesta y al concepto de colonialidad del saber cómo forma de problematizar la geopolítica del conocimiento global en la que reina una hegemonía epistémica.

Una descolonización que atraviese no solo el habla, sino los imaginarios, los cuerpos y las múltiples formas de actuar, del vivir y de ser como una amalgama hibrida, polisémica y fronteriza de prácticas sociales de lucha y creación colectiva.

Estas voces interpelan lo monolítico social, mercantil y estatal para evocar la necesidad de comprender les sujetes sociales desde una diversidad de experiencias particulares y concretas, fronterizas y marginales, tentativas y cambiantes.

De este modo, el dialogo de saberes y sentires intercientífico e intercultural deben conducir a una manera diferente de pensar, de investigar y de actuar sobre los problemas de la salud colectiva.

La promoción de un abordaje decolonial, transdisciplinar, multidimensional e interseccional desde una mirada emic abre el camino para la emergencia de una nueva epidemiología socioantropológica que supere la visión estándar del paradigma en salud positivista tecnocrático y el Modelo Médico Hegemónico tradicional institucionalizado y naturalizado socialmente.

En definitiva, pensar, sentir y actuar desde una praxis transdisciplinaria significa considerar que las valoraciones socioculturales que dan sentido al conocimiento científico se encarnan en los diversos 'mundos vitales' de sentido compartidos por diferentes grupos y colectivos sociales.

Este principio fundamental, impone, por tanto, un límite epistémico/ontológico/ético/político a la pretensión del patrón de poder actual y del sistema mundo occidental eurocéntrico moderno por imponer sus propios valores e interpretaciones sobre estos mundos vitales corporizados y territorializados colectivamente.

Partiendo, por tanto, de que el conocimiento siempre es situado, ilimitado y no acabado, resulta necesario embarcarse en una inmensa diversidad epistémica, de voces y de perspectivas del Sur Global, lo cual implica, deconstruir nuestro propio lugar privilegiado y jerárquico en la "geopolítica del conocimiento" (hombre, blanco, académico, de clase media). Ampliando las posibilidades para establecer un intercambio germinal, abierto, continuo, contradictorio y creativo, que rechace una supuesta verdad y objetividad universal.

Una situación, que, de cara al futuro inmediato, nos obliga a trabajar tenazmente por consolidar un entrecruce entre las epistemologías contra-hegemónicas, los procesos de reflexividad y el diálogo de saberes y vivires intercientifico e intercultural. Una reinvención de nuestras prácticas investigativas participativas, por fuera y adentro del campo de la Salud Colectiva, y en procura de la transformación y emancipación social.

11. BIBLIOGRAFÍA

- Acosta, A. y Martínez; E. (comp). (2009). *El buen vivir. Una vía para el desarrollo*. Abya Yala, Quito.
- Alarcón, J. (2009). "Epidemiología: concepto, usos y perspectivas" en *Rev. peru. epidemiol.* Vol 13 No 1, págs.. 1-11.
- Aliano, N., et al. (2018). "Reflexividad y roles en el trabajo de campo" en Piovani, J. y Muñiz Terra, L. (coord.) *¿Condenados* a la reflexividad? *Apuntes para repensar el proceso de investigación social,* CLACSO/Biblos, Buenos Aires.
- Almeida Filho, N. (1999). *Epidemiología sin número*. OPS. Washington DF.
- --------------------- (2000). *La ciencia tímida. Ensayos de Deconstrucción de la Epidemiología.* Lugar Editorial, Buenos Aires.
- --------------------- (2006). "Complejidad y transdisciplinariedad en el Campo de la Salud Colectiva: evaluación de conceptos y aplicaciones" en *Salud Colectiva*, No 2, págs. 123-146.
- Almeida-Filho, N. y Silva, J. (1999). "La crisis de la salud pública y el movimiento de la salud colectiva en Latinoamérica" en *Cuadernos Médicosociales*, No 75, págs. 3-30.
- Almeida-Filho, N. y Rouquayrol, M. Z. (2015). *Introducción a la epidemiología*. Lugar Editorial, Buenos Aires.
- Altschuler, B. (2013); "Territorio y desarrollo: aportes de la geografía y otras disciplinas para repensarlos" en *Theomai*, Vol 3, No 34, págs. 27-38.
- Alvarado, S. (2020). "Fundamentos epistemológicos de la investigación social contemporánea en América latina y el Caribe" en *Curso Internacional Problemas metodológicos y construcción de conocimiento científico social.* CLACSO, Montevideo.

- Alvarado, S., Pineda Muñoz, J. y Correa Tello, K. (2017). "Polifonías de la Re-Existencia: Otras voces del Pensamiento Crítico" en *Polifonías del Sur: desplazamientos y desafíos de las ciencias sociales,* CLACSO-CINDE, Buenos Aires.
- Álvarez Ruiz F. (2019). "Hacia una crítica de la totalidad eurocéntrica como fundamento para estudios de teoría social de (y desde) el sur" en De Marinis, P. (coord.). *Exploraciones en teoría social Ensayos de imaginación metodológica.* CLACSO, Buenos Aires.
- Antonacci, M. A. (2016). "Decolonialidad de cuerpos y saberes" en Gandarilla, J. (ed.). *La crítica en el margen.* Akal, Madrid.
- Arfuch, L. (2008). "El espacio biográfico en las Ciencias Sociales" en Arfuch (comp). *El espacio biográfico.* Fondo de Cultura Económica, Buenos Aires.
- Argueta Villamar, A. (2010). *El diálogo de saberes, una utopía realista.* UNAM, México.
- Arratia, M., *et al.* (2018). "Aspectos metodológicos" en Ledezma, J. (Ed.). *El tiempo ha cambiado. Viejas y nuevas estrategias y prácticas productivas campesinas de resiliencia. Casos de Estudio comunidades de Arani y Tiraque,* INCISO-UMSS. Cochabamba.
- Arredondo A, Nájera P. (2008). "Equity and accessibility in health? Out-of-pocket expenditures on health care in middle income countries: evidence from Mexico" en *Cad Saúde Pública.* No 24, págs. 2819 – 26.
- Augsburger, A. C. y Gerlero, S. S. (2005). "La construcción interdisciplinaria: potencialidades para la epidemiología en salud mental" en *Kairos. Revista de Temas sociales*, No 9, págs.. 1-15.
- Ayres, J. (2002). "Conceptos y prácticas en salud pública: algunas reflexiones" en *Rev Fac Nac Salud Pública.* No 20, págs.. 67-82.
- Barela, C. (2011). "Barrio y memoria: diferentes modos de ocupar el espacio urbano" en Necoechea Gracia, G. y Torres Montenegro, A. (comp.) *Caminos de historia y memoria en América Latina.* Imago Mundi, Buenos Aires.

- Bhabba, H. (2004). *El lugar de la cultura*, Ed. Manantial, Buenos Aires.
- Belmartino, S. (2010). *El sistema de salud en la Argentina*. Ed. CEAL, Buenos Aires, Argentina.
- Benencia, R. (2005) "Migración limítrofe y mercado de trabajo rural en la Argentina. Estrategias de familias bolivianas en la conformación de comunidades transnacionales" en *Latinoamericana de Estudios del Trabajo*. Buenos Aires Año 10, N°17.
- Bidaseca, K. (2017). "Cuerpos, acervos de la memoria humana. Aportes del pensamiento feminista descolonial a las Ciencias Sociales" en Alvarado, S., Pineda Muñoz, J. y Correa Tello, K. (eds.). *Polifonías del Sur: desplazamientos y desafíos de las ciencias sociales,* CLACSO-CINDE, Buenos Aires.
- -------------- (2018). *La revolución será feminista o no será. La piel del arte feminista descolonial.* Prometeo, Buenos Aires.
- Biehl, J. (2008). "Antropologia do devir: psicofármacos - abandono social – desejo" en *Revista de Antropología*, No 51(2), págs. 413-449.
- Bolivar Echeverría, J. (2005). *Modernidad y blanquitud.* Ed. Era, México DF.
- Borges Mendez, R. (1995). *El estudio de caso*. Magister en Gestión y Políticas Públicas, Santiago de Chile.
- Borrero Ramírez, Y. y Echeverry López, M. (2011), "Luchas por la salud en Colombia. Una propuesta teórica para su análisis" en *Revista Gerencia y Políticas de Salud*. No 21, págs. 61-82.
- Borroto, R., Somarribas. L. y Chamizo, H. (1994). "Teoría y epistemología. Siete enfoques para el estudio geográfico de la salud humana" en *Revista geográfica de América Latina*, No 29, págs. 11-24.
- Bourdieu, P. (2001). *Poder, derecho y clases sociales*. Ed Nueva Visión, Buenos Aires.
- Bourdieu, P. y Wacquant, L. (1995). *Respuestas por una antropología reflexiva*. Grijalbo, México.

- Breilh, J. (2003). *Epidemiología Crítica. Ciencia emancipatoria e interculturalidad.* Lugar Editorial, Buenos Aires.
- Caggiano, S. (2005). *Lo que no entra en el crisol. Inmigración boliviana, comunicación intercultural y procesos identitarios.* Prometeo, Buenos Aires
- Camou-Guerrero, A. (2010) "¿Diálogo de saberes? La investigación acción participativa va más allá de lo que sabemos" en *Revista-decisión,* Vol. 38, págs. 76-89.
- Carneiro, F. y otros (2014). "Telas de un Observatorio para la salud de la población del campo, de los bosques y del agua en Brasil" en *Tempus, actas de saúde colet,* Brasília, No 8, págs. 275-293.
- Carosio, a. (2017). "Aportes del pensamiento y movimiento feminista a las Ciencias Sociales" en Alvarado, S., Pineda Muñoz, J. y Correa Tello, K. (eds.). *Polifonías del Sur: desplazamientos y desafíos de las ciencias sociales,* CLACSO-CINDE, Buenos Aires.
- Castoriadis, C. (2003). *La institución imaginaria de la sociedad. Volumen II: El imaginarios social y la institución.* FCE, México.
- Castro, R. (2016). "De la sociología en la medicina a la sociología de la salud colectiva: apuntes para un necesario ejercicio de reflexividad" en *Revista de Salud Colectiva*, No 1, págs. 71-83.
- Castro Gómez, S. y Grosfoguel, R. (2007). *Giro decolonial, teoría crítica y pensamiento heterárquico.* Ed. Nueva Visión. Buenos Airres.
- Castronuovo, L. (2010). *Migraciones y pobreza. Migrantes bolivianos en la Ciudad de Buenos Aires.* FHyCE, UNLP, La Plata.
- Chase, S. (2012). "Investigación narrativa. Multiplicidad de enfoques, perspectivas y voces" en Denzin N. y Lincoln, Y. (coord.). *Manual de Investigación Cualitativa. Vol. IV.* Gedisa Ed., Buenos Aires.
- Christians Clifford G. (2012). *La ética y la Política en la investigación cualitativa.* Ed. Gedisa, Buenos Aires.

- Cohen, N. y Rojas G. (2019). *Metodología de la investigación, ¿para qué? La producción de los datos y el diseño.* CLACSO, Buenos Aires.
- Courtis, C. (2010) "Género y trayectoria migratoria: mujeres migrantes y trabajo doméstico en el Área Metropolitana de Buenos Aires" en *Papeles de población.* Vol.16, N° 63.
- Crenshaw, K. (1989). *Demarginalizing the Intersection of Race and Sex: A Black Feminist Critique of Antidiscrimination Doctrine, Feminist Theory and Antiracist Politics.* University of Chicago Legal Forum, Chicago.
- Crescentino, D. (2018) "Sobre la resistencia y el agenciamiento: Discusiones desde las Relaciones Internacionales" en *Relaciones Internacionales,* No 39, México DF., págs. 78-98.
- Crisóstomo, S.; Matos, A.; Borges, M. y Santos, M. (2017). "Mas participación, mejor salud: un caso de activismo virtual en salud" en *Forum Sociológico* (online) No 30, págs. 21-34.
- Delgado, R. (2012). *Investigación participativa revalorizadora e innovación tecnológica.* Ed AGRUCO Andes, Bolivia.
- Delgado, F. y Rist, S. (2012). "Las ciencias desde la perspectiva del diálogo de saberes, la transdisciplinariedad y el diálogo intercientífico" en Delgado, F. y Rist, S. (editores). *Ciencias, diálogo de saberes y transdisciplinariedad. Aportes teóricos metodológicos para la sustentabilidad alimentaria y del desarrollo*. AGRUCO – CLACSO, Bogotá.
- De Marinis, P. (coord.) *Exploraciones en teoría social Ensayos de imaginación metodológica.* CLACSO, Buenos Aires.
- Demazaire, D. y Dubar, C. (1997) "Análisis de las entrevistas biográficas" en Santamarina, C. y Marinas, J. *Historias de vida e historia oral*. Síntesis. Madrid.
- De Munter, K. (2016). "Ontología relacional y cosmopraxis, desde los Andes" en *Revista de Antropología Chilena*. Vol. 48, No 4, págs. 55-65.
- De Souza Minayo, M. C. (2008). "Interdisciplinariedad y pensamiento complejo en el área de la salud" en *Salud Colectiva*, No 4, págs.. 5-8.

- De Souza Santos, B. (2002). "Para uma sociología das ausencias e uma sociología das emergencias" en *Crítica de Ciencias Sociales*. Vol. 30, No 63, págs. 56-76.
- ------------------------ (2007), "Para além do pensamento abissal: das linhas globais a uma ecología de saberes" en *Revista Crítica de Ciências Sociais*, Vol. 78, págs. 9 a 17.
- ------------------------ (2008). "Los desafíos de las ciencias sociales hoy" en Tapia, L. y De Sousa Santos, B. *Pensar el Estado y la sociedad: desafíos actuales*. CLACSO, Buenos Aires.
- ------------------------ (2009a). *Una epistemología del Sur. La reinvención del conocimiento y la emancipación social*. CLACSO y Siglo XXI, Buenos Aires.
- ------------------------ (2009b). *Descolonizar el saber, reinventar el poder*. CLACSO, Buenos Aires.
- ------------------------ (2010). *Para Descolonizar Occidente. Más allá del Pensamiento Abismal*. Prometeo Libros, Buenos Aires.
- ------------------------ (2011). "Epistemologías del Sur" en *Estudio, Utopía y Praxis Latinoamericana*, año 16, No. 54, págs. 17-39.
- ------------------------ (2016). *Pedagogía de los oprimidos, investigación-acción participativa y las epistemologías del sur*. CLACSO, Buenos Aires.
- ------------------------ (2018). Aula 3 - É possível descolonizar o conhecimento? en *Na Oficina do Sociólogo Artesão. Aulas 2011-2016.* Cortez Editora, Lisboa.
- Dutra Asensi, F. (2013). "Salud, poder judicial y sociedad: un análisis de Brasil y Portugal" en *Revista Via Iuris*, Vol. 14, págs. 11-22, 2013.
- Espinosa Cortés, L. (2009). "Diálogo de saberes médicos y tradicionales en el contexto de la interculturalidad en salud" en *Ciencia Ergo Sum*, Vol. 16, No 3, Universidad Autónoma del Estado de México 2009, págs. 293-301.
- Fals Borda, O. (1986). *El problema de cómo investigar la realidad para transformarla*. Tercer Mundo, Bogotá.
- ----------------- (1987). *Investigación Participativa*. La Banda Oriental.
- Fanon, F. (2009). *Piel negra, máscaras blancas*. Ed. Akal, Madrid.

- Fernández, A. (2007). *Las Lógicas Colectivas. Imaginarios, Cuerpos y Multiplicidades*. Ed. Biblos, Buenos Aires.
- Ferrara, F. (1985). *Teoría social y Salud.* Catálogos Editora. Buenos Aires.
- Ferreira de Faria, I. (2017). *Metodologías Participantes e conhecimento indígena na Amazônia: propostas interculturais para autonomia.* No prelo. Sao Pablo.
- Floriani, D. (2000), "Diálogos interdisciplinares para una agenda socioambiental: breve inventário do debate sobre ciência, sociedade e natureza" en *Desenvolvimento e Meio Ambiente*, Vol. 1, págs. 19 -34.
- Foucault, M. (1976). *Genealogía del racismo*, FCE, México.
- --------------- (1982). *Herméneutica del sujeto*. FCE. México.
- --------------- (1988). *El Sujeto y el Poder*. Escuela de Filosofía Universidad ARCIS, México.
- Frenk, J. (1985). "El concepto y la medición de accesibilidad" en *Salud Pública en México*, No 34, págs.. 56-68.
- Gavazzo, N. (2004) "Identidad boliviana en Buenos Aires: las políticas de integración cultural" en *Theomai*, Buenos Aires, No 9, págs.. 4-18.
- Gegúndez-Fernández J. (2008). "Modelo de gestión asistencial basado en el principio de accesibilidad total" en *Arch Soc Esp Oftalmol*, Vol. 83, págs. 147 - 50.
- Giddens, A. (2010). *Consecuencias de la Modernidad.* Alianza editorial. Barcelona.
- -------------- (2020). *Las nuevas reglas del método sociológico*. Amorrortu editores. Madrid.
- Gimeno, J. (2014). Antropología y descolonialidad. Desafíos etnográficos y descolonización de las metodologías en *Periferias, fronteras y diálogos*, FLACSO, Bogotá.
- Gimeno, J. y Castaño, Á. (2014), "Antropología y descolonialidad. Desafíos etnográficos y descolonización de las metodologías" en *Periferias, fronteras y diálogos.* No 23, págs.. 889-102.

- Goldberg, A. (2014). "Contextos de vulnerabilidad social y riesgo para la salud en inmigrantes bolivianos que trabajan en talleres clandestinos" en *Antropología Social*, No 39, pags. 102-109.
- Gómez-Arias, R. D. (2018). "¿Qué se ha entendido por salud y enfermedad?" en *Revista de la Facultad Nacional de Salud Pública*, No 36, págs. 64-102.
- Gómez López, L. y Rabanaque Hernández, M. (2005). "Concepto de salud", en: Colomer Revuelta C, Álvarez-Dardet C. *Promoción de la salud y cambio social*. Ed. Ariel, Barcelona.
- Granda, E. (2006). "Globalización de los riesgos de la salud" en *Revista Nacional de Salud Pública,* No 24, págs. 112 – 129.
- Gravano. A. (1995). "Hacia un marco teórico sobre el barrio: principales contextos de formulación". en: *Miradas urbanas, visiones barriales: diez estudios de antropología urbana sobre cuestiones barriales en regiones metropolitanas y ciudades intermedias*. Nordan Comunidad, Montevideo.
- Grimson A. (1997). "Relatos de la diferencia y la igualdad los bolivianos en Buenos Aires" en *Nueva Sociedad*, No 147, págs.. 34-46.
- Grosfoguel, R. (2007). *Implicancias de las alteridades epistémicas en la redefinición del capitalismo global: transmodernidad, pensamiento fronterizo y colonialidad global*. Ed. Nueva Visión, Buenos Aires.
- -------------------------- "Del "extractivismo económico" al "extractivismo epistémico" y "extractivismo ontológico". Una forma destructiva de conocer, ser y estar en el mundo". *Tabula Rasa: revista de humanidades*. No 24, págs. 123-143.
- Guarín, G. (2017). Epistemologías del Sur. En Alvarado, S., Pineda Muñoz, J. y Correa Tello, K. (eds.). *Polifonías del Sur: desplazamientos y desafíos de las ciencias sociales,* CLACSO-CINDE, Buenos Aires.
- Guattari, F. (1996). *Caosmosis*. Ediciones Manantial, Buenos Aires.
- Guattari, F. y Rolnik, S. (2006). *Micropolítica. Cartografías del deseo*. Traficante de sueños, Madrid.

- Guber, R. (2011a). *La etnografía. Método, campo y reflexividad.* Siglo XXI, Buenos Aires.
- ------------ (2011b). "La observación participante como sistema de contextualización de los métodos etnográficos. La investigación de campo de Esther Hermitte en los Altos de Chiapas, 1960-1961" en *Revista Latinoamericana de Metodología de las Ciencias Sociales*. Vol.1, No 2., págs. 79-95.
- Guerrero Arias, P. (2010). "Corazonar desde las sabidurías insurgentes el sentido de las epistemologías dominantes, para construir sentidos otros de la existencia" en *Sophia* No 8, págs. 101-146.
- Haverkort, B., Millar D., Shankar D. y Delgado F. (2013). "Relación entre diferentes comunidades de conocimiento. El rechazo, la sustitución, la complementariedad y el diálogo intercientífico" en *Hacia el diálogo intercientífico: construyendo desde la pluralidad de visiones de mundo, valores y métodos en diferentes comunidades de conocimiento.* AGRUCO. Bolivia.
- Ingold, P. (2000). *The Perception of Environment: Essays on Livelihood, Dwelling and Skill.* Routledge, London.
- Kleinman, G. (1986). *Claves antropológicas de la salud.* Paidós, Barcelona, España.
- Kornblit, A. (2004). *Metodologías cualitativas en ciencias sociales.* Ed Biblos, Buenos Aires.
- Kornblit A. y Mendes Diz A. (2007). *La salud y la enfermedad: aspectos biológicos y sociales*. Ed. Aique, Buenos Aires.
- Lander, E. (2000). *La Colonialidad del Saber: eurocentrismo y ciencias sociales: Perspectivas Latinoamericanas.* CLACSO, Buenos Aires.
- Landini F, Cowes, G. y D'Amore, E. (2014). "Hacia un marco conceptual para repensar la accesibilidad cultural". *Cad. Saúde Pública*, No 30, págs. 234-245.
- Last JM., (Ed.). (2000). *A Dictionary of Epidemiology*. Oxford University Press. Oxford.

- Laurell, AC. (1981). "La salud-enfermedad como proceso social" en *Rev Latinam Salud.* No 2, págs.7-25.
- Lilienfeld, M. y Liliefeld, J. (1986) *Fundamentos de la Epidemiología*. Fondo Educativo Interamericano. México.
- López E, Findling L, Abramzón M. (2006). "Desigualdades en salud: ¿Es diferente la percepción de morbilidad de varones y mujeres?", en *Revista de Salud Colectiva*. No 2(1), págs. 61-74.
- López-Moreno, S., Garrido-Latorre, M. y Hernández-Ávila, M. (2000). "Desarrollo histórico de la epidemiología: su formación como disciplina científica" en *Revista Salud Pública de México*. Vol. 42, No. 2, págs. 120-138.
- Lugones, M. (2008). "Colonialidad y Género" en *Tabula Rasa.* Vol. 5, No. 9, págs. 73-101.
- Maguid, A. (2010). "Migración, mercado de trabajo y movilidad ocupacional: el caso de los bolivianos en el Área Metropolitana de Buenos Aires" en *Población de Buenos Aires.* Vol. 7, No 12.
- Mahmood, S. (2019) "Teoría feminista y el agente social dócil: algunas reflexiones sobre el renacimiento islámico en Egipto" en *Papeles del CEIC* Vol. 1, págs. 123-156.
- Margulis, M. (1999). *La segregación negada. Cultura y discriminación social*. Ed. Biblos. Buenos Aires.
- Martínez, P. (2013). "Entidades nosológicas y epidemiologia sociocultural: algunas pautas para una agenda de investigación" en *Dimensión Antropológica,* No 57, págs. 119 – 135.
- Martínez, P. y González Chévez, L. (2010). *Enfermar sin permiso un ensayo de epidemiología sociocultural a propósito de seis entidades nosológicas de raigambre nahua en la colindancia de Guerrero, Morelos y Puebla*. Instituto Nacional de Antropología e Historia, México.
- Martínez González, G.; Marina Begoña, B. ; Bonilyn Páez, S.; Orlando, F.; Salcedo, G. y Solano, E. (2010). "Revisión del Estado de arte sobre las concepciones de la

pobreza y una mirada desde el enfoque integral del desarrollo humano" en *Cultura, educación y sociedad*, No 78, págs.. 81-87.

- Masse, R. (1995). *Culture et santé publique: les contributions de l´anthropologie à la prévention et à la promotion de la santé*. Gäetan Morin, Montreal.
- Matos, A. (2016), "Yo participo, tu participas... nosotros protestamos": protesta, acciones, democracia y participación en procesos de decisión" en *Revista Lo público y lo privado*, No 27, págs. 78-102.
- McKeown, T. (1982). *El papel de la medicina: ¿sueño, espejismo o némesis?*. Siglo XXI, México.
- McMahon, B. y Pugh, T. (1981). *Principios y métodos de epidemiología*. La Prensa Médica Mexicana, México.
- Meccia, E. (2019). "Una ventana al mundo. Investigar biografías y sociedad" en *Biografías y sociedad. Métodos y perspectivas*. Ediciones UNL – EUDEBA, Buenos Aitres.
- Meertens, D (2018). *Género, desplazamiento y derechos*. Universidad Nacional de Colombia. Bogotá,
- Mendoza Rodríguez, J. y Jarillo Soto, E. (2011). "Determinación y causalidad en salud colectiva. Algunas consideraciones en torno a sus fundamentos epistemológicos" en *Ciência & Saúde Coletiva*, No 16, págs. 847-854.
- Menéndez E. (2004). "Modelos de atención de los padecimientos: de exclusiones teóricas y articulaciones prácticas". En: Spinelli, H. (comp). *Salud Colectiva. Cultura, instituciones y subjetividad. Epidemiología, gestión y políticas.* Lugar Editorial, Buenos Aires.
- --------------- (2005). "El modelo médico y la salud de los trabajadores" en *Revista de Salud Colectiva*. No 1, págs. 9-32.
- Meneses, M. (2018). "Colonialismo como Violência: a 'Missão Civilizadora' de Portugal em Moçambique" en *Revista Crítica de Ciências Sociais*, número especial, págs. 115–140.

- Meneses, M. P. y Bidaseca, K. (coord.), (2018). *Epistemologías del sur (Perspectivas)*. Ediciones CLACSO, Buenos Aires.
- Mignolo W. (2008). *Género y descolonialidad*, Ediciones del signo, Buenos Aires.
- Morin, E. (2007). *Introducción al pensamiento complejo*. Editorial Gedisa, Buenos Aires.
- Muñiz Terra, L. (2018). "Hacia un encuentro de reflexividades" en Alvarado, S., Pineda Muñoz, J. y Correa Tello, K. (2017). *Polifonías del Sur: desplazamientos y desafíos de las ciencias sociales,* CLACSO-CINDE, Buenos Aires.
- Murillo, S. I. (2015). *Biopolítica y procesos de subjetivación en la cultura neoliberal*. Ed. Nueva Visión. Buenos Aires.
- Nunes, E. (2018). "Por una epistemología de la Salud Colectiva: los conceptos sociológicos" en *Salud Colectiva*, Vo. 6, págs. 11 a 19.
- Nunes, R. (2009). "Salud, derecho a la salud y justicia sanitaria" en *Revista Critica de Ciencias Sociales,* No 87, págs. 143 – 169.
- Nunes, J. y Siqueira Silva, R. (2016). "Del ´abismo del inconsciente´ a las razones de la diferencia: creación estética y descolonización de la sinrazón en la reforma psiquiátrica brasileña" en *Sociologías,* No 43, págs. 208-237.
- Organización Panamericana de la Salud (1998). *El desafío de la epidemiología. Problemas y lecturas seleccionadas.* OPS, Washington DF.
- Osuna A. (1973). *Epidemiología*. Fondo Editorial de la Escuela de Salud Pública,. Caracas.
- Piovani, J. (2018a). "Triangulación y métodos mixtos" en Marradi, A., Archenti, N. y Piovani, J. *Manual de metodología de las ciencias sociales*. Siglo XXI, Buenos Aires.
- ------------ (2018b). "Reflexividad en el proceso de investigación social: entre el diseño y la práctica" en Piovani, J. y Muñiz Terra, L. (coord.). *¿Condenados a la reflexividad?: Apuntes para repensar el proceso de investigación social*. CLACSO, Buenos Aires.

- Pires Marques, T. (2018). "La enfermedad y la política del sufrimiento social: hacia una agenda de investigación critica en estudios de salud y ciencia" en *Revista Critica de Ciencias Sociales*, No 28, págs. 141 – 164.
- Prigorian, N. y Bracamonte, L. (2017). "Introducción" en Alvarado, S., Pineda Muñoz, J. y Correa Tello, K. (eds.) (2017). *Polifonías del Sur: desplazamientos y desafíos de las ciencias sociales.* CLACSO-CINDE, Buenos Aires.
- Quijano, A, (2003). *Colonialidad del Poder, Eurocentrismo y América Latina.* CLACSO, Buenos Aires.
- --------------- (2011). *Bien vivir. Entre el desarrollo y la descolonialidad del poder.* Siglo XXI. México.
- Ramírez Gallegos, R. (2018) "Ucronías para la vida buena" en *La vida y el tiempo. Apuntes para una teoría ucrónica de la vida buena a partir de la historia reciente del Ecuador.* Centro de Estudios Sociales-Universidad de Coimbra, Portugal.
- Ramos Tolosa, J. (2018). "Propuestas para decolonizar Palestina-Israel" en Meneses, M. P. y Bidaseca, K. (coord.), (2018). *Epistemologías del sur (Perspectivas).* Ediciones CLACSO, Buenos Aires.
- Rodó-Zárate, M. (2021). *Interseccionalidad, desigualdades, lugares y emociones.* Nueva Visión. Buenos Aires.
- Rojas-Mora, S. (2009). *Aproximaciones al concepto de alternativas, provocaciones para pensar desde lo simple a lo complejo*, Ed. Universidad Pontificia Bolivariana, Caracas.
- Rothman, K. (1973). *Epidemiología moderna.* Ediciones Díaz Santos, México.
- Rothman, K y Greenland, S. (2005). "Causalidad e inferencia causal en Epidemiología" en *American Journal of Public Health.* Vol. 95, No 1, págs.. 1-9.
- Ruelas Barajas, E. (2011). "Calidad y accesibilidad" en *Gaceta Médica de México*, No 147, págs. 510-513.
- Said E. (2007). *Orientalismo.* Ed de Bolsillo, Barcelona.

- Sangiacomo, M. (2002). "Migrar para estudiar, Los estudiantes bolivianos en la UNLP" en *Sociohistórica,* No 12, págs.. 45-66.
- Santos, J., *et. al.* (2018). "Métodos mixtos y reflexividad: explorando posibles articulaciones" en Piovani, J. y Muñiz Terra, L. (coords.). *¿Condenados a la reflexividad?: Apuntes para repensar el proceso de investigación social.* CLACSO, Buenos Aires.
- Sassone, S. (2007) "Migración, territorio e identidad cultural: construcción de "lugares bolivianos" en la Ciudad de Buenos Aires" en *Población de Buenos Aires.* Vol. 4 No6, págs.. 23-35.
- Scribano, A. (2008). *La investigación social cualitativa.* Prometeo libros. Buenos Aires.
- Segato, R. (2004) "Territorio, Soberanía y crímenes de segundo estado: la escritura en el cuerpo de las mujeres asesinadas en Ciudad de Juárez" en. *Estudios Feministas.* Vol 13, Nro. 2, págs. 45-68.
- ----------- (2007). "Racismo, discriminación y acciones afirmativas: herramientas conceptuales" en *Educar en ciudadanía intercultural,* No 23, págs.. 89-97.
- Solitario, R.; Garbus, P. Stolkiner, A. (2008). "Derechos, ciudadanía y participación en salud: su relación con la accesibilidad simbólica a los servicios" en *Anuario de Investigaciones.* Vol.15, CABA, págs. 1-8.
- Spivak, G. (2003). "¿Puede hablar el subalterno?" en *Revista Colombiana de Antropología*, Vol. 39, págs. 34 a 56.
- Stolkiner, A. y otros (2000). *Reforma del Sector Salud y utilización de servicios de salud en familias NBI: estudio de caso. La Salud en Crisis - Un análisis desde la perspectiva de las Ciencias Sociales.* Eudeba, Buenos Aires.
- ------------. (2015). *Medicalización de la vida, sufrimiento subjetivo y prácticas de salud mental.* Ed. Psicolibro. Colección FUNDEP, Buenos Aires.
- Susser, M. y Susser E. (1996). "Elegir un futuro para la Epidemiología I: Eras y paradigmas" en *American Journal of Public Health.* Vol. 86, No. 5, págs.. 4-13.

- Tapia, L. (2008). "Comentario al texto De Sousa Santos, Los desafíos de las ciencias sociales hoy" en Tapia, L. y De Sousa, B. *Pensar el Estado y la sociedad: desafíos actuales*. CLACSO, Buenos Aires.
- Tapia, N. (2016). "El diálogo de saberes y la investigación participativa revalorizadora: Contribuciones y desafíos al desarrollo sustentable" en Delgado, F. y Rist, S (editores). *Ciencias, diálogo de saberes y transdisciplinariedad. Aportes teóricos metodológicos para la sustentabilidad alimentaria y del desarrollo*. AGRUCO – CLACSO, Bogotá.
- Taylor, D. (2015). "El archivo y el repertorio e Historizando la performance" en *El archivo y el repertorio: la memoria cultural performática en las Américas*. Ediciones Universidad Alberto Hurtado, Quito.
- Tobar, F. (2008). "¿Cómo curar al sistema de salud argentino?", en *Rev. Panamericana Salud Pública/Pan Am J PublicHealth*; No 11(4): 277-82.
- Travassos C. Martins M. (2004). "Uma revisão sobre os conceitos de acesso e utilização de serviços de saúde" en *Cad Saúde Pública*. No 20, pags. 190 – 198.
- Trouillot, M. (2017). "El poder en la Historia" en *Silenciando el pasado: el poder y la producción de la Historia*. Historia Editorial. México.
- Tuhiwai Smith, l. (2016). "Entendiendo correctamente la historia, contando bien la historia: activismo indígena, investigación indígena" en *A descolonizar las metodologías: investigación y pueblos indígenas*. Lom ediciones, Bogotá.
- Ugalde, A. y Homedes, N. (2005). "Las reformas neoliberales del sector de la salud: déficit gerencial y alienación del recurso humano en América Latina" en *Revista Panamericana Salud Pública*, No 17, págs. 202-208.
- UNICEF. (2017). *Enfoque Diferencial para la Protección Integral de la Niña, Niño y Adolescente Indígena Originario Campesino en Bolivia*. Viceministerio de Justicia Indígena Originario Campesina. La Paz.
- Urquía M. (2019). *Teorías dominantes y alternativas en Epidemiología*. Universidad Nacional de Lanús. Lanús, Argentina.

- Vasilachis de Gialdino, I. (2006). "La investigación cualitativa" en *Estrategias de Investigación Cualitiativa.* Gedisa ed., Buenos Aires.
- -------------------------------- (2009). "Los fundamentos ontológicos y epistemológicos de la investigación cualitativa" en *Forum Qualitative Sozialforschung/Forum: Qualitative Social Research.* Vol. 10, No. 2, Art. 30.
- ------------------------------- (2018). "Propuesta epistemológica, respuesta metodológica y desafíos analíticos" en *La investigación social y su práctica.* Vol. 57, págs. 234-256.
- Verd, J. y López, P. (2008). "La eficiencia teórica y metodológica de los diseños multimétodo" en *EMPIRIA. Revista de Metodología de Ciencias Sociales*. No 16, págs. 13-42.
- Wallerstein. I. (2005). *El Moderno Sistema Mundo*. Siglo XXI. Buenos Aires.

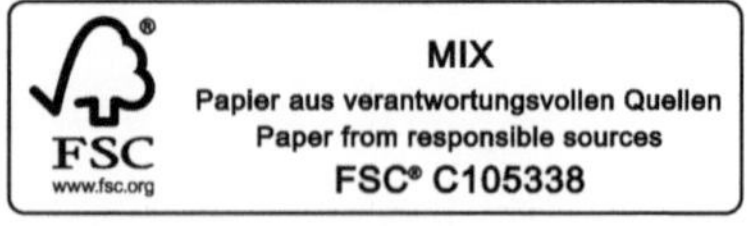

Printed by Books on Demand GmbH, Norderstedt / Germany